U0334743

文
景

Horizon

身体与生命

冯珠娣论文集

[美] 冯珠娣 著
Judith Farquhar

赖立里 等译

上海人民出版社

目　录

导言　1

第一章　病床边的形而上学　13

第二章　时间与文本　37

第三章　日常生活的技术　51

第四章　食色性也　83

第五章　食物、饮食与美好生活　125

第六章　养生之道　155

第七章　公园年票　181

第八章　《超越"固有的身体"》导言　211

第九章　道路尽头之处　229

参考文献　251

导　言

　　本文集收录文章的写作时间横跨了我漫长的中国研究生涯。如何将这些文章融为一体？中国读者又有何理由来阅读这部兼收并蓄的文集？毕竟这些文章是写给以英文为母语的读者的。当它们被翻译"回"中文后，能够增进文化上的理解吗？作为论文的作者，我大概最没有资格去回答这些问题。不过在此以时间顺序讲述一下我多年来的目标和喜爱的主题，或许对回答这些问题有所助益。

　　本书收录的最早的论文是在 1992 年发表的《时间与文本》（"Time and Text"），但在此之前，我已经根据在广州的田野工作（1982—1984, 1987）完成了其他几种关于当代中医的哲学作品。[1] 我于 1986 年完成了博士论文，并以此为基础写作了我的第一部专著，也就是在 1994 年出版的《知·行》。[2] 这本书从多角度探讨了 20 世

1　"Problems of Knowledge in Contemporary Chinese Medical Discourse." *Social Science and Medicine* 24 (No.12), pp. 1013–1021, 1987. "Objects, Processes, and Female Infertility in Chinese Medicine." *Medical Anthropology Quarterly* (NS) 5, No. 4 (December): 370–399 (1991).

2　Judith Farquhar, 1994, *Knowing Practice: The clinical encounter of Chinese medicine.* Boulder: Westview Press.

纪晚期"传统中医"（TCM）在现代化进程中的核心方法论：辨证论治。

正如标题所示，那本书聚焦于认识论相关的问题。由于对知识的客观主义认知占据了权威的地位，大多数用英文从事中医研究及写作的历史学家和社会学家都不加批判地接受了一种欧洲中心主义和胜利主义的历史书写方式。在这些学者的眼中，全球生物医学正在朝着"身体"及其病痛的真相昂首挺进，而这种认知被当作放之四海而皆准的。即使在考虑非西方的知识传统时，这种哲学上的现代主义也会将中医看作应当弃如敝屣的传统"迷信"和愚昧行为。

与此截然不同，我试图以物质人类学的视角去探索作为行动的知识，我不仅对中医历史的深厚积淀保持敬畏，并充分尊重在广州结识的临床医师在实践中表现出的创造力。从皮埃尔·布迪厄和我的中国导师那里学习的实践理论[1]也对我挑战关于医学专业知识的认知和客观主义的取向颇有助益。在跟随中医医师出诊的过程中，我没有把他们的"知识"看作事实或科学表征的集合，而是把他们的实践看作一种认知方式。他们并不像是在寻找有关"人体"及其疾病在思想或话语层面的"真理"。

作为一名1970和1980年代学成的人类学家，我难以忍受"现代化"的论调，虽说当时我的中国朋友们也在为科学观之下的同质化世界秩序添砖加瓦。我始终对流行的进步主义意识持怀疑态度，这种意识形态将众多非现代的人类思想观念扫入了历史的垃圾堆。

1　1980年代早期广州的中医知识分子们并没有完全放弃毛泽东时代的思维方式。他们时常显示出受到毛泽东的哲学著作《实践论》和《矛盾论》的持续影响。此外，我在广州的研究生导师黄吉棠通过杜威（John Dewey）作品的中文译著了解到了美国实用主义哲学思潮，并首先提示我去关注相关领域的丰硕成果。

在跟随中医临床专家、教师和作者学习的过程中，我无法将中国早期的形而上学思想视为愚昧与谬误。在生物医学的化约主义认知体系之外，任何知识领域的宇宙论预设——比如阴阳五行——都应得到重视。因此，我在广州开始阅读关于中医的中文著作，并惊喜地在"传统中医"（TCM）的现代范式中看到了博大精深而现实主义的思想。我在中医世界中求索一种不同于生物医学的理性——也许是一种非现代的感知力。我的老师们向我展示了一种特定的认知样式，它可以指导日常世界中的治疗实践和生活方式。我把改革开放早期的老中医做为模范，将认知看作是全然的实践活动，以期我的作品可以重新定义知识，也推及科学的可能形式。在最近的一些作品中，我仍在此道路上继续求索。[1]

不过，正如这部文集清晰呈现出的，我经常将民族志的关注点转向游于中医及其制度之外的领域。[2]在完成《知·行》一书后，我开始不满足于仅仅对中医技艺做认识论取向的考察，尽管我将这种认识论重新定义为一种语用学。到那时为止，医学史主要集中于几个狭窄的领域：形形色色的临床医学以及"人体"的解剖学空间。[3]我于1990年前后在山东开展了关于农村卫生服务的研究[4]，并

---

1 本书第一章《病床边的形而上学》便提出了这样的论点。第二章《时间与文本》也属于这种"特定理性"研究的一部分。

2 第九章《道路尽头之处》大概是从医学人类学出发所进行的最具冒险精神的探索。即便是那篇文章仍然运用了阴阳的逻辑，并对基层公共服务人员所从事的医疗活动表达了敬意。

3 我在此将人体打上引号，因为在我进入中医研究的早期便秉持一种将"身体"概念相对化和多元化取径。参见 "Multiplicity, Point of View, and Responsibility in Traditional Chinese Medicine." in Angela Zito and Tani Barlow, eds., *Body, Subjectivity and Power in China*. Chicago: University of Chicago Press, pp. 78-99, 1994。

4 在此我必须感谢任柯安（Andrew Kipnis）无私的帮助和珍贵的友谊。我们初次在山东省邹平县的炎炎夏日中从事合作研究后，他与邹平县保持了长期的联系。

目睹了日常生活中五花八门的治疗实践以及各式各样的具身化形
式。因此，我希望打破"医学"与"身体"的限制。[1] 我对门诊和
教室之外的生命形式的兴趣日渐增长，这已经不能被当作是医学知
识的人类学了。

　　我于1994发表在《文化人类学》（*Cultural Anthropology*）杂
志的一篇文章《吃中药》（"Eating Chinese Medicine"）首次展现出
这种研究取向的转型，该文强调的是日常生活中的享乐，而不是躯
体的不适和肉体的苦痛。[2] 我的第二本专著《饕餮之欲：当代中国
的食与色》（*Appetites: Food and Sex in Post-Socialist China*）从上
文的观察出发，结合流行文化读物的阅读和民族志观察，探讨改革
开放以来中国日常的具身化形式。在中华人民共和国成立最初的
几十年里，人们在集体主义之下过着清苦的生活，到了1980年代，
许多中国人都将自身再造为一种独特的个体，可在诸如食色一般的
私人事务中放纵欲望之身（作家、制片人、广告商和医学专家也在
其中起到了促进作用）。随着《饕餮之欲》的出版，对活生生的具
身化形式的人类学观察成为了我作品中的核心关怀。

　　然而，这种对身体的关怀不断将我拉回到医学领域。福柯早
期的历史写作涉及疯癫与理性、临床医学和其他现代机构[3]，他认为
十八九世纪不断制度化的医学专业造就了充斥于现代性的基本实
体。社会学与人文学科开始痴迷于解剖学和生物学所体现的"个

1　参见本书第三章《日常生活的技术》，该文将性别化的具身形式和改革时期的经济
　　状况当作一种复杂的整体历史机制中的一环。
2　该文的中文译本由赖立里翻译，见《吃中药的文化人类学》，收入金惠敏主编：
　　《差异·第2辑》，河南大学出版社，2004年，第236—256页。
3　参见米歇尔·福柯：《疯癫与文明：理性时代的疯癫史》，生活·读书·新知三联书
　　店，2003年;《临床医学的诞生》，译林出版社，2011年。

体"，宏阔结构之下的"社会"，以及两者之间想象而成的关联。随着"临床医学的诞生"，一种医学的逻辑成了现代知识的基础设施。在 20 世纪，生物医学的霸权不断扩展，哲学伦理被生物伦理支配。在微生物学和抗生素的偶然胜利之后，医学变成了权威性的"个体科学"。随着将所有人类经验化约为生理功能的傲慢倾向——这被称为医学化——生物医学几乎逃离了批判性的历史关怀。在美国，诸种"传统医学"的提倡者和使用者们充其量只能期待他们信奉的医学领域能够被认定为"补充或替代"疗法。在彻底医学化的现代性之下，非生物医学的治疗形式被驱赶至边缘地带。

不过，对身体生命的物质主义关怀或许可以重新将作为实践的中医带回中心位置。我继续与北京市民一起探究他们在非临床生活中的日常策略，并从古老的养生之道中发现了中医崭新的重要性。养生成为了《饕餮之欲》最后一章的议题之一，其中考察了古代方术文本、早期中国医学作品，以及对性学的现代挪用中所铭刻的整体性的身体观。这些领域显示了知识与享乐的密切关系，这种古老而现代的"中国特色"令人难以忽视。然而，在完成《饕餮之欲》那一章大约十年之后，我方才将养生作为一种整合知识人类学和具身人类学的方法。

我的这项整合性领域的研究工作有一个清晰的开端，对此我心存感激。1999 年，艾理克（Eric Karchmer）安排我在北京中医药大学做了一系列讲座。艾理克那时是北卡罗来纳大学人类学系的博士研究生，同时在北中医攻读医学学位。我也正是从这次活动中第一次认识赖立里，她后来成为了我珍视的合作伙伴。这一系列工作坊的主题是"人类学与中医"。我的讲座力图向中医专家及其研究生们展示：中医已然包含有某种形式的人类学，对其社会实践的深度民族志体察可以为传统中医（TCM）领域的目标带来某些进展。
我向当时参加北中医工作坊的领导们征求意见，这帮助我与北中医
合作开展新的研究计划。当时我并没有任何关于研究主题的想法。
到底什么课题是传统中医（TCM）专家有兴趣通过民族志方法来
研究的呢？我希望能由他们亲自决定。

　　并不是所有参加北中医工作坊的人都认同人类学的用途。一些
资深的领导反对从事中医的社会研究，他们认为只有严谨的实验和
临床研究才能拯救中医，使之摆脱被淘汰的命运。不过，《黄帝内
经》教研室的王洪图教授，一位勇敢的老师，拯救了我所期待的人
类学研究。我永远不会忘记王教授当时的回应，他对那些持怀疑态
度的同事提出了一个问题："你们在一周之内花费多少时间和病人
及其家属谈话？"他继续说道，"你们真的了解他们吗？人类学提
供了一种更好的方法来了解病人的整体生活，因此也能改进我们的
照护方式。"另一位资深的理论家陆广莘更加激进地表达了他的支
持，他认为中医并不需要更多高高在上的生物科学（他暗示这样会
屈服于文化帝国主义），反而需要与哲学和人文的深度连接。他表
示人类学可以提供这种关联。工作坊结束后，一些领导不满地离开
了，王洪图明智而善意地邀请我与张其成教授合作。

　　张教授来自一个中医世家，也是一位经验丰富的哲学家。当时
他在北中医担任医学文化研究室的主任。我们第一次见面时便互相
分享了各自的研究兴趣，并发现我们都受过一些相似的哲学训练。
我决心不要给新的合作伙伴强加某个话题或方法，最终是张教授提
议我们共同研究养生之道。作为一位中医哲学史研究者，他多年来
一直从事相关的研究，并在他的兴趣范围内将几乎所有的古老与现
代的治疗技艺和宇宙论思想分门别类。在我们的合作交往中，他发
表了很多关于养生的学术论文和通俗文章。

　　为了从事养生研究，我们在 2000 年代初期花了几年的时间在北京西城区的公园和胡同里漫步，最终的合作研究成果便是《万物·生命：当代北京的养生》(*Ten Thousand Things: Nurturing Life in Contemporary Beijing*)。[1] 很多英文版的读者都集中关注第一章，他们将其看作描述性的城市民族志。也有人将它看作中国人口老龄化的研究。现在这本书已经有了中文译本[2]，我希望其中的哲学观点能够得到更多关注。在流行的健康文献以及普通人接地气的生活智慧中，我们惊奇地发现经典文献中"生生化化"的论述具有相当的深度。对我来说，此书的写作和翻译过程继续扩展了我在临床和专业医学范围之外的视野。我和张教授都发现我们研究的正是关于"生命"的理念和实践。[3]

　　多亏了张教授的博学多识，《万物·生命》得以广泛参考中国传统中关于医学的语言学研究。在我们阅读关于生命、生理和生生化化的丰富文献的过程中，我也了解了张教授正在参与的国学运动。《万物·生命》的最后一章便是我们之间关于这场民族主义思想运动的前景和问题的讨论。对我来说，这次谈话是我进入下一个研究计划的桥梁，激发了许多关于国家与民族问题的思考。

　　我很早就认识到"传统中医"(TCM)是专属于中华人民共和国的一种独特的现代形式。当中医跨越国境，它便成为了"补充和替代"医学。而中国的"传统中医"(TCM)有其独特的公共卫生

1　与此主题相关的文章见本书第六、七章。

2　冯珠娣，张其成：《万物·生命：当代北京的养生》，生活·读书·新知三联书店，2019 年。

3　关于养生研究计划的理论性介绍，参见我与张其成合著的文章 "Biopolitical Beijing: Pleasure, Sovereignty, and Self-Cultivation in China's Capital." *Cultural Anthropology* 20(3): 303—327, 2005。

史和依然活跃的经典语言，它在中国可以主张更大的主权。如果说生物医学是现代性在意识形态层面的基础设施，那么我们或许可以大胆地说中医正是具身化的中国性的基础设施。当中医被翻译为英文、德文、西班牙文，很多中医的"理论与实践"都改变了。理解这个领域的民族与当代（1949年之后）特征一直以来都是我研究工作的重要组成部分。我希望《万物·生命》的结语中清晰地表明了我的态度：我自己也是一名中国民族主义者。不过，当赖立里提议以参与观察的民族志方法研究国家引导下出现的少数民族医药时，我仿佛看到了一个将两方面结合的完美机会：一方面是以人类学的视角将国家引领的知识生产看作一种历史过程，另一方面是关注超出汉族中心及临床之传统中医（TCM）范围的"乡土"医学实践。

我们作品的英文版已经在2021年出版了，希望中文版也会在不久的将来面世。我们自认为在这部合作的专著中做出了一些民族志和历史方面的贡献，虽然这部文集中只收录了一篇与《上山采药》（Gathering Medicines）相关的文章，但我们已经发表了不少相关的中文文章，因此不再赘述。[1]我非常感谢赖立里的实质促进与精心合作，我觉得这部书既是从中医和知识人类学出发的大胆探索，也最终引领我回到了这些熟悉的领域。

巧合的是，正当我们在2017年准备《上山采药》的初稿时，耶鲁大学邀请我去做一系列关于"科学与宗教"的讲座，这是美国

---

1 Judith Farquhar and Lili Lai, 2021, *Gathering Medicines: Nation and Knowledge in China's Mountain South*. Chicago: University of Chicago Press. 其他相关中文发表参见赖立里，2020，《成为少数民族医药：一个历史本体论的视角》，《思想战线》第2期；赖立里，2018，《大自然的馈赠：味之道与民族医药》，《中山大学学报》第6期；赖立里、冯珠娣，2014，《知识与灵验：民族医药发展中的现代理性与卡里斯马探讨》，《思想战线》第2期；赖立里、冯珠娣，2013，《规范知识与再造知识——以壮族医药的发掘整理为例》，《开放时代》第1期，等等。

人文学界的两个重大主题。此次邀请激励我回归初心，再次返回我在 20 世纪的门诊和教室里遇到的、在专业和普及性的书籍中阅读过的与中医相关的话题。我意识到，我早期的研究关怀与人类学和认识论并没有那么相关，而与**翻译**和**关系**有着千丝万缕的联系。我在耶鲁大学特里讲座的演讲最终在 2020 年结集出版，题为《生命之道：中医的物、思维与行动》（*A Way of Life: Things, Thought, and Action in Chinese Medicine*）。[1] 从某种意义上讲，这本书是对《知·行》的一种重复，不过这次我尝试触及更广泛的读者群，希望它能影响到人类学和汉学之外的人文领域。

我在 1984 年离开广州中医学院，返回芝加哥写作博士论文。我的导师黄吉棠在临行前的一席话一直指引着我的研究生涯，促使我关注自身的认知实践。他当时试图向副院长解释我在广州中医学院 18 个月研究的重要性，他说："你必须明白，她以后就是我们的关系，是我们沟通世界的桥梁。"听到这席话，我感到自己不得不肩负起一项不可能完成的重担，那便是通过翻译将中医介绍给英文世界的读者。毕竟我在学习传统中医（TCM）时收获的许多精妙绝伦的洞见都是以中文写成的，而我的博士论文和研究论文却是以英文写作。我如何将东亚世界里中医的"物质、思维和行动"恰如其分地传达给那些只能用英文思考的使用者呢？这就是我曾经面临的难题，它也一直在多年间指引着我的写作，毕竟我力图翻译的不仅仅是不同的言辞，也是不同的世界。[2]

那么这部文集是一种"回译"吗？从学术观点来看，回译——也就是将"目标"语言英文转换"回"中文这一"源"语言——充

1　本书中文版已由江苏人民出版社于 2023 年出版。——译者注
2　参见我在《生命之道》的第 9—12 页以及其他各处对翻译问题的探讨。

其量也只能产生一些不准确的表述，而且这种做法往往是荒唐可笑的。这种跨语际的状况让我们返回到了本文最初的问题：中国读者为什么要关心一个美国人对中国本土世界的诠释呢？我试图对本文集的读者提出挑战：如果你们在寻找不同的世界，为何不去阅读"本土"的中医作品呢？这些文献——不论是古典的还是现代的，不论是临床性的还是哲学性的——都十分复杂而多元，它们可以教会我们很多有关养护生命的智慧。我期待中文世界的读者能够改变在生物医学化的世界中潜移默化形成的解剖学的、机械化的自我形象，在阅读中医文献时培育出一种更为敏锐和动态的肉身想象。

不过，正如王洪图教授在 1999 年向他的同事们所建议的那样，中国医学尚未给人类学带来多少贡献。此外，由于中医被限制在"医学"这一强大的全球分类体系中，它也未能有效地向中国和世界的人文领域传达自己的声音。[1] 现如今这部文集收纳的研究重新回望其所生长的祖国，如果能够带来某些贡献的话，那便是它们在不同文类之间游移，在宏阔的文化网络中探寻多元的节点，从中找到中医学的神奇效验，并展现出中医学的倾城之美。或许那些在北京、上海、香港或是昆明的读者可以有机会去拓展他们自身的视野，参与到在专业医学范畴之外的、拒绝"传统与现代"二分法的学术研究中去。当我们以母语来讨论中医和养生时，我们便共享着疗愈的机会，而疗愈的对象则不止于"身体"。让我们祈求中医学的物质、思维和行动，通过翻译，得以向我们科学的世界观和贫瘠

---

1 正因如此，耶鲁大学的特里讲座对我而言也是一个崭新的机会。它能让我重新"通过医学视角进行思考"，并从中谈论一些哲学和文学领域的宏大论题。《生命之道》的各个章节可以分别被翻译成哲学领域的本体论、认识论和实用主义。通过这些思想类别，我希望英文世界的学者能够通过阅读这项翻译成果来增进对中医的了解，改变对中医的鄙夷态度。

的现代性分享不同的声音。我们都需要侧耳倾听，让老中医和当代中国富有创造力的作者们一起教导我们，在世界不同地方共同成长的过程中，如何变得更加耳聪目明。

刘小朦　译

第一章　病床边的形而上学 [1]

形而上学······

在西方哲学的意义上，形而上学是什么？这是个多意的术语，而我在此的用法遵循亚里士多德、笛卡尔和康德的谱系。这一传统咄咄逼人，却常未引起足够的重视。这个传统将形而上学与科学区别开来（或作为科学的基础，或成为理性最普遍的结果）。在这一传统中，形而上学知识的预设也不同于基于实证的经验科学。亚里士多德的"第一哲学"被归在他的形而上学内，与之对立的是更基于经验的物理学。弗朗西斯·培根以"自然哲学"命名他力图弘扬的（非形而上学的）科学学科（包括魔法和宇宙学）。培根把亚里士多德的最终因和形式因归入形而上学，对动力因和物质因的研究则被归入自然哲学的关怀里，也就是科学。笛卡尔认定形而上学的核心问题为知识的条件，从而将形而上学转译为认识论。而康德则把形而上学形容为理性索求存在之无条件形式（unconditioned form of Being）的必然倾向。笛

1　本文收录于姜学豪（Howard Chiang）主编的《现代中医的历史认识论与形成》（*Historical Epistemology and the Making of Modern Chinese Medicine*）（Manchester: Manchester University Press, 2015），第219—336页。

卡尔和康德之后的形而上学想象则看起来更关心那不可知的总体性，因为这些总体性超越了构成我们认知基础的一切范畴。所以，在一个科学时代，人们也许会认为，形而上学总算被取代了。

然而即便从哲学系我们也无法将形而上学全然逐走。一些现代哲学家曾论证，即使是哲学里的反形而上学思潮也必须依仗形而上学式的断言。[1] 而库恩之后的科学哲学和科学社会学不再只聚焦在科学理性上，而是力图在康德所谓的无条件的先验领域内发现集体性的思辨兴趣。[2] 任何诞生自科学范式或思想集体（thought-collective）的理论被提出，既是因为它们的美学价值，也是因为它们严格的信度和可证伪性。[3] 同时，许多理论和知识体系的要素都是不言而喻的，因而即便它们对回答认识论问题至关重要，也不会被意识到是知识。或许这就是为什么科学史家洛琳·达斯顿要如此介绍一本关于科学对象（scientific objects）[4] 的著作："这是一本关于应用形而上学的书。"[5]

1　Karl Popper, *Objective Knowledge: An Evolutionary Approach* (Oxford: Clarendon Press, 1972); Peter van Inwagen, "Metaphysics," in *The Stanford Encyclopedia of Philosophy*, winter 2012 edn., ed. Edward Zalta, available at https://plato.stanford.edu/archives/win2012/entries/metaphysics/.

2　Graham Harman, *Prince of Networks: Bruno Latour and Metaphysics* (Melbourne: Re.Press, 2009)。亦可参考姜学豪（Howard Chiang）为本书所做序言。

3　Ludwik Fleck, *Genesis and Development of a Scientific Fact* (Chicago: University of Chicago Press, 1981 [1979]); Karl Popper, *The Logic of Scientific Discovery* (London: Hutchinson, 1980).

4　本文的翻译难点在于许多过于寻常、从而在英语和汉语中都有多种含义及互译可能的词汇，如object和thing。如无特殊说明，本文将object译为对象，thing译为物。物一词的翻译遵循孙周兴译《物》，收入《海德格尔选集》（上海三联书店，1996年，第1165—1183页）。——译者注

5　Lorraine Daston, ed., *Biographies of Scientific Objects* (Chicago: University of Chicago Press, 2000), 1.

的确，达斯顿和彼得·伽里森已向我们说明，科学对象（重力、蛋白质、无意识等）和我们周遭的日常对象（家具）的建构都是深刻的历史进程。[1] 科学家工作的世界里，各种各样的对象进进出出；它们逐渐"密集地卷入"（densely woven into）特定历史中科学思想与实践的竞技场："如果纯粹形而上学总是以全时全地的上帝视角来对待缥缈的宇宙，应用形而上学研究的则是一个动态的世界，科学家眼界里的客体在那里出现、消逝。"[2] 关于（最终）存在（Being）本质的形而上问题无法脱离具体存在的性质与实存（existence）；事实上，后者常被称作特定的形而上学（special metaphysics），这种形而上学的问题意识也与那些超验和无条件的问题相延续。

至少如科学哲学所理解和反复讨论的，形而上学的主张同时是

1　Daston, *Biographies of Scientific Objects*, 2–3; Lorraine Daston and Peter Galison, *Objectivity* (New York: Zone Books, 2007).

2　Ibid., 1. 最近，持面向对象（本体论）和思辨实在论的哲学家们作为新一代的形而上学家，重新重视起海德格尔的一篇重要论文，《物》（"The thing"）。这篇文章里，海德格尔区分了两类物。一类被称为现成之物（present-at-hand），比如科学对象。另一类被称为上手之物（ready-to-hand），是一系列"聚合"（gathering）和"停留"（staying）的偶然后果。相对现成之物而言，上手之物的存在更不依赖某一视角，更加不起眼。达斯顿常以家具作为上手之物的隐喻。对某些行动者或主体而言，上手之物可以变成现成之物。在某些时空中，现成之物也可以退下舞台，变成背景里的上手之物。见 Martin Heidegger, "The Thing", in *Poetry, Language, Thought*, trans. Albert Hofstader (New York: Harper and Row, 1971); Graham Harman, "Technology, objects and things in Heidegger", *Cambridge Journal of Economics* 34(2010): 17–25; Jane Bennett and William Connolley, "The Crumpled handkerchief", in *Time and History in Deleuze and Serres*, ed. Bernd Herzogenrath (New York: Continuum, 2012); Iana Bogost, *Alien Phenomenology*; or, *What It's Like to Be a Thing* (Minneapolis: University of Minnesota Press, 2012).（对现成之物和上手之物的翻译，译者参考了《存在与时间》的陈嘉映、王庆节译本［生活·读书·新知三联书店，1999年］。——译者注）

16

不确定的和基础性的。观念的大地总是在我们脚下颤动。形而上的
思考就是进入这样一种状态：一方面所有的假设都是不对的，因为
它们无法被证实，同时，它们又都是对的，因为一切知识的存在必
然会有一个无条件的基础。无论是本体论的存在、宇宙论关于宇宙
的想象，还是认识论所批判的认知基础，都有一系列形而上学的假
设。虽然这些假设无法被证实，甚至无法被充分表征，但这些假设
是思考、行动，以及作为思考的行动得以可能的条件。我们都是形
而上学家，因为我们行动，并且只能基于无法证实的假设而行动。
但我们往往不形而上地思考，我们也不会直面我们日常知识有条件
的性质和偶然。的确，按照（形而上学的）定义，关于存在、宇宙
和知识的假设几乎是不可思考的。形而上学躲避着我们，特别是当
万物都仿佛按照自然规划来运转的时候。

　　然而，达斯顿提议科学史家应多多运用应用形而上学的方法，
去关注那些在作用于科学对象的第一原则。在早期现代的画室里、
实验室的工作台上、医院床边以及自然史的植物学和动物学中，是
这些原则让科学家得以感知、操纵、构建及替换他们的科学对象。
临床医学就是一个如此的场域，在其中，现代性的科学原则大行其
道。而临床中医体制化却被另一种第一哲学牵着走。[1] 无论"传统

16

1　这一点在本书的其他章节得以详述。更早的论述也见Judith Farquhar, *Knowing
　Practice: The Clinical Encounter of Chinese Medicine*, Boulder: Westview Press,
　1994; Ted Kaptchuk Ted Kaptchuk, *The Web that Has No Weaver: Understanding
　Chinese Medicine* , Lincolnwood, IL: Contemporary Books, 2000; Manfred Porkert,
　The Theoretical Foundations of Chinese Medicine: Systems of Correspondence ,
　Cambridge: MIT Press, 1974; Nathan Sivin, *Traditional Medicine in Contemporary
　China*, Ann Arbor: Center for Chinese Studies, University of Michigan, 1987; Geoffrey
　Lloyd and Nathan Sivin, *The Way and the Word: Science and Medicine in Early China
　and Greece*, New Haven: Yale University Press, 2002。

中医"（"traditional Chinese medicine", TCM）的现代医师和管理人
员如何小心地在他们的实践与体制中参照医院、诊所、病例、疾病
分类和药理的现代形式，他们依然见证着一些不被其他现代科学熟
知的对象日常性地出现、消逝。为了让现代中医的医学实践得以运
转，他们不得不将中医那古老而不断流变的形而上学翻译成现代理
性，并尽力不让他们"传统"所特有的力量流失。没有应用形而上
学，这项任务成不了。

本章我将分析中医学史上的一个时刻（moment）。彼时，形而
上学不仅是基础，也在议程上现成。我尤其希望能将存在、宇宙、
真理这样的问题与医疗人员的日常行动联系在一起。同时我会谈起
拉图尔及其同事关于物（things）和集合（assemblage）[1]的思考；还
有 1980 年代的中国，关于当时热门的"认识论和方法论"的有力
写作，以及一个病床边的场景。就让我们从病床边开始吧。

在病床边

1983 年，我正在广州进行博士论文的田野调查，主题是传统
中医。那一年我曾去医院探访一位朋友。我的朋友 Xueran[2] 是一位
广受欢迎的明星青年学者，任教于临床经典《伤寒论》教研室。他
因急性呼吸道感染而病倒。出现高烧后很快住进了广州中医学院附
属医院。我到病房探望他时，经过 36 小时的治疗，他的情况已经
好转。在我的认识中，他是一位有批判性且有才学的学者，医学知

1　本文将 assemblage、assemble、gather 等词按照语境译为"集合""集""聚"等。——
译者注

2　保留拼音未译。——译者注

识超过了一般医生。我询问他有没有试着给自己治疗。他有气无力地告知我，病情已让他筋疲力尽。他的科室主任和医院的资深大夫们已经全盘接手他的治疗，不允许他介入其中。我接着问道："但如果他们的诊疗有问题你怎么办？""我会据理力争。"他答道。

他风趣地向我描述在病床边他是如何与那些资深的同事争论的。这所精英中医院的科研部门离我们就几步路程。而他向我明示，诊疗的一切似乎都还待探讨。病理过程的本质、病程的阶段、他的脏腑和呼吸道哪里受到最严重的感染、什么诊疗原则在此时最有效、该用哪种草药、剂量如何，所有这些都是诊疗策略要综合考虑的。这一情形下，连关乎身体性质的医学知识也屡遭质疑。正如我将指出，中医诊疗里有两套对立的学说：伤寒学派以"六经"来说明病程，温病学派以"卫气营血"辨证论治病情的深化；[1]而现在就连该采用哪一套体系来诊疗都还不清楚。

Xueran 的大夫们无法就这些问题达成一致。当我见到 Xueran 时，虽然大夫们也给出了数个精细的病程描述，但他们甚至连要以西医还是中医来诊疗都没拿定主意。最终，一位资深大夫拿下第一轮论辩，得以在第一个 24 小时内按他的想法开展治疗。第二天，Xueran 已经有所好转。而按照之前的约定，第二位曾参与论战的大夫已经接手，试着调整他同事的策略，再加上一些他的想法。虽然他们的意见不完全一致，但好歹他们都属于 Xueran 钟爱的伤寒论学派。但咫尺之外，同一家医院里温病学派的老中医们[2]

1　见本书中吴一立（Yi-Li Wu）的章节，温病学派的创立者之一王士雄是她的主要讨论对象。也见 Marta Hanson, *Speaking of Epidemics in Chinese Medicine: Disease and the Geographic Imagination in Late Imperial China*, New York: Routledge, 2011。

2　文中的 senior doctor/physician/clinician 一般译为资深大夫 / 医生，但在具体语境中会译为"老中医"，因为这是作者所想要强调的一个在地范畴，见第 221 页注释 1。——译者注

则将 Xueran 的病情理解为温病，他们倾向用"卫气营血"四阶段
而非"六经"来诊断 Xueran 的症状。让我们稍有慰藉的是，无论
如何，病情得到了控制。在此情况下，Xueran 和我都默认了他谜
一样的病情还将困扰这两位老中医一段时间，他们会就这一病历长
期争论下去。随着时间的推移，Xueran 也有了自己的诊断。在这
一诊断里，他颇为不同意自己的两位前辈，虽然 Xueran 的诊断和
他们一样同出自伤寒学派的"六经"分析。[1]

　　也许不必赘述临床运用医学知识的重要性，常规来说医院里的
生死及种种不便和不适都取决于是否采用正确的疗法。我刚刚讲的
这个故事只是一个现代临床场景中寻常可见的田野报告。这一场景
里，治疗的目的是使患者从严重的病态恢复到健康状态。这是个随
处可见的场景（不过在生物医学导向的医院里，如此之多的论辩颇
为不寻常）。但在 Xueran 喝下依他病情调配的药方之时，发生在他
的病床边和他服药的病体内的争斗有着诸多特点，从中可以看到特
定的历史性和在地性。

　　1980 年代早期，中国的现代中医正充满进取心和创造性地自
我重建：既现代又古老，既符合科学原则、临床上有效，又与这
个国家深厚的临床文献维系着某种特殊的联系。[2] 中医曾存在于许
多不同的地方，在战国，在后汉，在清朝，在"赤脚医生"的手
里，在地头和林间的民间医生那里，如今它被传统主义者和现代化
主义者共同开发。为了响应毛泽东针对中华传统文化"取其精华去

1　本章中，我并不试图解释"六经"和"四阶段"为何是相异而无法通约的科学对
　　象，但我确信如此。下文中讨论的对象应在一方面被理解为常识性对象，另一方
　　面则是应在伤寒论"六经"和温病派"四阶段"这两个统辖生理和病理领域的范
　　式系统下理解，是这两个往往对立的学派系统所要处理的形而上问题。

2　Farquhar, *Knowing Practice.*

其糟粕"的号召，历史学家和临床大夫们既分工又合作，力图描述中医的"本质"（essence）——这往往会过于简化地将中医与西医对照。

1978 年起，随着大量政府资金的注入，一场名为中西医结合的运动在改革开放早期的一批实验室和诊所里开展，旨在创造面向未来的结合式中医。这场运动中的某些研究者大胆展望中西医结合可以成为新的国际标准，丢下本土的糟粕，给世界医学带来巨量而珍贵的医学技术宝藏。他们希望这样的新中医可以涵括一些关键的非西方的概念物（conceptual objects）。[1] 1980 年代早期，随着国家推动的接轨和国际化，形而上学成为许多专家眼中的显学；中医里的认识论和方法论成为许多研讨会、期刊论文、医学院课程乃至风行的教科书上的主题。某种意义上这些论争至今还在持续，虽然它们的重要性和流行程度随着时代而演变。我的好友 Xueran 在 1983 年发现这一应用形而上学如此迷人而关键，即使他关注的永远是其临床上的影响；与之相对的是，在 21 世纪初与我交谈的医学院学生甚至不知道"认识论"和"方法论"是什么意思。

而在 1980 年代早期就出现了研究中医的科学工作者，其人数随着改革开放的进行逐渐增多。许多科学家都希望以临床试验、化学分析和动物实验这样的科学方法把中医特有之物转译为生物医学可以识别的对象，比如经络、穴位、方剂，某些其他医学认识不到的症状、伤寒学派的六经和温病学派的卫气营血。转译之后，一些"传统的"实体变成如今谈论的内啡肽、维生素、免疫反应，得以保留在中医里，作为信使在今日的医院工作和昨日的史家病案间

---

1   David Palmer, *Qigong Fever: Body, Science and Utopia in China*, New York: Columbia University Press, 2007.

来来回回。其余的呢？对于这些实验室科学家而言，所有的"迷信"——五行、六经、湿邪——应被当作糟粕丢弃。

并非所有人都接受西方生物医学对中医知识的这种殖民。许多在1980年代依靠认识论和方法论声名鹊起的学者型医生意识到，以实验科学为基础保留并现代化中医是必败之仗，而应将中医视为一种临床上有效的哲学。其中的一些作者转向了我们可以称为形而上学的研究。但是作为人民的医务人员和公仆，以及本领域饶有思想的读者，他们恐怕认为存在（Being）是最不值得讨论的。现代科学的语言基于以下几个假设：实存质料和理念形式间的本体论区分，牛顿意义上的机械因果论，及二元的身心观。[1] 有时这些假设也会被科学事实挑战和证伪，但无论如何，对这些训练有素的中国医生们而言，"西方"客观主义的形而上学仍然是他们在形而上学这个陌生领域思考和行动的起点。

我如此详述这一时期的思想史背景，是为了强调在1980年代，形而上学不仅悄然栖息于广州一所医院的病床边，而且作为决策的积极参考也受到一些大夫的欢迎。不过，为了更好地理解这一时刻，让我们再次回到Xueran的病房。

当时的我尤其想知道为Xueran诊疗的老中医们看到的临床要点及构思的临床策略：哪家中医流派或哪位中医前辈影响了哪一版的诊疗方案？虽然这些专家在温热的岭南面对温病，但他们却在《伤寒论》教研室任教，是否伤寒学派的六经理论会因此而排斥温病学的四阶段论？两位互相论辩的大夫如何选取不同的治疗次第，从而得以先处理Xueran病情中最好下手的部分，而把慢性病情的

1　哲学家彼得·范·因瓦根（Peter van Inwagen）点出，在20世纪，著名的笛卡尔身心二分（body-spirit divide）被论述为物理—心灵二分（physical-mental distinction）。这是形而上学最基础的本体区分。

根源留给长期的治疗方案？虽然我并没有亲临论辩现场，我十分确
信这两位辩手将他们的区别限制在了他们称为中医的"纯化"领域
（purified domain）范围内；更具体地说，限制在了《伤寒论》之内。
可他们为何不去考虑将治疗方案限制在（也相当纯化的）"西医"
领域？为什么他们不直截了当地先用抗生素把烧退下来再慢慢考虑
临床细节？为何他们也没有采用当时已经在大医院司空见惯的中西
结合疗法，这些疗法带有世界主义色彩，并在本体论的意义上混杂
了东西方的医学领域？

　　故事还有更多层面可讲。Xueran 和他的老师们属于在当时的
广州乃至中国中医学界都颇有影响的一批学者。他们致力于证明
"传统中医"也可以治疗急性病。这一论点是为了回应当时中国卫
生部的政策，及诸多中西医比较的流俗之见。人们都听过这样的讲
法：中医善于调理慢性病，而西医善于治疗急性病。[1] 这一广州的
研究小组立足于一个中医学院里，这个中医学院有一个附属医院，
在城市的北郊有一大片包干区。急救是这个医院的重要使命。而医
院里的中医学术权威们很不满急救必用西方生物医学的做法，即便
对于急救室内的重疾病人，他们还是觉得西医"危险""侵犯性过
强"。而且很多资深的住院大夫还参加过中央领导早些年发起的医
疗运动。他们经常提起自己当年在农村，在缺医少药的情况下如何
使用宝贵的祖国医学遗产救死扶伤。[2] Xueran 自己就在"文革"期
间做过乡村医生。当年他的许多病人所能得到的医疗服务只有他工
余在餐桌上施展的针灸与草药，但他仍将自己当作初级保健医生来

1　见本书中埃里克·卡奇默（Eric Karchmer）的章节。（"本书"指收录本文的《现
　　代中医的历史认识论与形成》一书。——编者注）

2　见山东中医学院学报的著名专栏《名老中医之路》，后出版了三卷本（山东科学技
　　术出版社，1981）。

应付各种各样的危急病情。

　　自己生病时，他从不接受西医的治疗，即使是现在这么严重的病。对于这一点他的大夫倒毫不意外。毕竟他们都致力于用草药来治重疾。所以 1983 年 Xueran 住院的那天晚上，虽然他病床旁聚集的物属于"纯"中医的，这一纯化领域内也有异质，乃至互为冲突之物。但那里还隐藏着一位对话者。那就是以现代主义为本体论的西医。[1]（当然还可以加上更多的对话者，比如帝国主义治下的欧洲技术史，欧洲自然科学的全球霸权，毛泽东时期的实用主义和行动主义，广州中医院体系内伤寒和温病学派的冲突，等等。这些对话者都挤在病房里，至少心照不宣地。）

　　我们可以想象那两位老中医在争论时的所思所想。他们不仅想要阻止这位青年才俊同事的病情恶化——或在肺部留下长期病灶、或因高烧而脑损伤——他们还想又快又好、令人信服地完成这一切。即便这一案例不会被他们发表，即便中医界的许多案例只会被本地的专家所阅读，即便他们所争论之物与生物医学体系颇不相容，他们还是希望向全球化的生物医学这一潜在的他者证明一点。"我们所能做的远多于缓解慢性病的症状。"在同事的病床边，他们如是说。我们熟知且善用之物：我们的草药、针灸、方剂、医案

1　在德博拉·R. 戈登（Deborah R. Gordon）的经典论文"Tenacious assumptions in western medicine", in Biomedicine Examined, ed. *Margaret Lock and Deborah R. Gordon*, Boston, MA: Kluwer Academic, 1988, 19–42, Deborah R. Gordon里，戈登在没有使用诸如形而上学和本体论这样词汇的情况下，就令人信服地描述了日常临床医学工作中起作用的"第一原则"（first principles）。也见迈克尔·T. 陶西格（Michael T. Taussig），"Reification and the consciousness of the patient," *Social Science and Medicine* 14B (1980): 3–13。某种程度上我在此处的论点是重复这些研究的贡献，区别在于，在戈登和陶西格进行观察的欧美医院中，生物医学的形而上学甚少被承认为病床边诊疗工作的条件。

（archives of cases），我们的医学理论、医学教育、诊断技巧、系统
分类，我们本地的、有见识的身体，我们的祖先，甚至我们的风
水，这一切组成了一种总体医学，对治疗一切疾病蓄势待发。

物

　　我一直十分别扭地使用"物"一词。事实上，我想把它用成一
个技术性词汇。这种用法受到下列权威学者的启发:《让物公开化》
一书[1]的作者布鲁诺·拉图尔和彼得·韦伯尔;黄吉棠，一位哲学家;
Xueran，生病时他声誉正隆;陆广莘，一位北京的中医思想家（后
文我将简要介绍）。我对"物"一词的喜爱里也有一点点战国思想
家庄子的成分。让我们再来好好检审一下"物"。

　　2005年，布鲁诺·拉图尔和彼得·韦伯尔在卡尔斯鲁厄举办
了一场展览，将许多"物"集合在一起展出。在这次展览的序言
里，他们以致敬海德格尔的方式对"物"一词进行了详细的词源
考据，甚至可以让中国的语文学家满意。他们列出好几个欧洲语言
中对物的表达（Ding，res，ens），这些词不仅仅牵涉到物质性，牵
扯到对象性的存在（object-being），也意涵一种聚合（gathering），
一种注意力的形式。在古日耳曼语和冰岛语中，物是一种议
会（parliament），一个讨论团体事宜的集体。这一"物的集体"
（thing-collective）集聚在一起，也将其关注的自然和文化成分——
聚合，这是一类话题之物（topic-thing），这些成分也许并不会达成

1　台北双年展将本书译作《让物件公开化》（*Making Things Public*），本文统一将
　　Things译为物，故译作《让物公开化》。——译者注

一致，但这种集合的存在本身［这一制造中的现成之物（making present-at-hand）］却让它们的政治行动得以可能。这个物，这一事物（matter of concern）[1]并不先于这吵吵闹闹的议会而存在，即便真的早已存在也无足轻重。这一政治意义上的物之所以重要是因为它们因争论、决定和行动而集聚起来。另外，物也并不脱离于论辩者——是他们将物组装起来；人们可以放下他们的关切，但无法与这些被称为"物"复杂的物质集合分离。就如拉图尔和韦伯尔所言：

> 长期以来，客体（objects）都错误地只被描绘成事实（matters of fact）。这对它们不公平，对科学，对客观性，对经验也不公平。相较这一长久以来哲学家塑造的可悲形象，它们远为有趣，多彩，不定，复杂，深远，异质，危险，也更加有历史性，在地性，物质性和网络性。石头不仅仅只在那里等着被踢，桌子也不仅等着被捶。事实（facts）是，事实（facts）就是事实（facts）？是的，不过它们也是很多其他意义上的物。[2]

这难道不是两位伤寒论学派的学者型医生在 Xueran 的病床边论辩的回响？我希望如此。但当他们所聚合之物直面更宏大的集体（larger collectives），问题却出现了。伤寒六经里的太阳经和少阳经及它们与内脏、感觉器官、病历、草药药性等的联系对他们而言真

1　本文将拉图尔所区分的 matters of fact 和 matters of concern 分别译为事实和事物，fact 同样译为事实。——译者注

2　Bruno Latour and Peter Weibel, Making Things Public: Atmospheres of Democracy, Cambridge MA: MIT Press, 2005, 19–21.

实无疑，因为他们知道该如何观察太阳经和少阳经的变化，也知道如何介入并改变它们的网络化运动（networked activity）。但这些专家是在科学事实的世界之内及之上行动，这里的医学之物（medical things）需要显微镜、X 光片和尸检可见；这些物随时可以被锤被踢、被培养，被切开，被操练。[1]

大量来自 1980 年代中医文献的证据显示，就当时而言，"事实是，事实就是事实"是一种需要认真对待的国际文化。许多研究者都同意有必要把太阳经转化为一个物，一个事实，一件可以受到合法关注的事情。而如果不想毁掉中医们在漫长历史中所知晓之物，就只有转向形而上学。

气化

对物的不安是 1980 年代中医入门教程普遍坚持开设"中医基础理论"的原因，那时这一领域正迎来"文革"后的复兴。在这一担心的驱使下，学生和外国学者被要求理解阴阳、五行、脏腑（并非解剖学意义上的器官）。其中最重要的是掌握气的"功能动力学"（functional dynamics）。[2] 从物之集会的政治学角度我们可以看

---

1 如海德格尔在《物》一文中所论述，现代主义科学运作时，所有的物好似都是现成之物。个中关键在于一种（我称之为）"无距离的"客观性（"distanceless" objectivity），就像实证经验主义形而上学那样让物扁平化。

2 关于中医基础理论的教材，见邓铁涛主编的《中医基础理论》（广州科技出版社，1982）、刘燕池等人主编《中医基础理论问答》（上海科技出版社，1982）、印会河等人主编《中医基础理论》（上海科技出版社，1984）、黄吉棠主编《中医学导论》（广州高等教育出版社）。"认识论和方法论"论辩中对"实体"（entities）和"力"（forces）发问的文章包括金观涛和华国凡的（转下页）

得更明白些：要让中医的物在事实和真实的意义上被认同，1980 年代的中医临床家和写作者需要将现代科学的形而上学预设松绑，重新检验并让它们动起来。如果说自然力及其过程的相互作用比牛顿力学和笛卡尔生物学中的"因"和"物质"更加易变，那些病床边上需要（重新）聚集为事物（matters of concern）的元素只能以一种可靠的、实践的方式来集合在一起。

我在广州中医学院的一位老师，黄吉棠，尤其致力于如此书写。他 1980 年代后期出版了一本写给大众的《中医学导论》，在下面这段节选中你能看到他并不完全是屈尊为读者简化形而上学。相反他以第一原则的关注写作，仿似这对于正确理解中医无论如何都是必要的。

> 中医学坚持气一元论，气是世界的本原，天地万物均由气构成，而人体生命亦是气运动发展所产生。《素问·宝命全形论》说："天地合气，命之曰人。""天覆地载，万物悉备，莫贵于人。人以天地之气生，四时之法成。""人能应四时者，天地为之父周。"人体靠自然界养育，遵照自然规律生活。"生气通天"[1] 在医学上就是要从天地万物变化规律，来探索人体的生理病理变化规律。《上古天真论》说："法于

（接上页）《认识论中的信息和反馈》，发表在《自然辩证法通讯》4.3（1983）：16—25；雷顺群的《续系统论与脏象学说》（一到四），分别发表在《辽宁中医杂志》8（1983）：15—17、9（1983）：9—11、10（1983）：10—11、17，及 11（1983）：12—14；覃保霖和覃自容《〈内经〉的运气论新探》，发表在《河南中医》2（1983）：12—14；吕美行《现代认识论与中医现代化》，发表在《医学与哲学》9（1983）：45—46；与陆广莘《中医学之道：陆广莘论医集》（人民卫生出版社，2001）。长期思考形而上问题的权威思想者则是刘长林，著有《内经的哲学与中医学的方法》（科学出版社，1983）和《中国系统思维》（中国社科出版社，1990）。

1 英文原文删除了这几句。——译者注

阴阳，和于术数。"即是要取法自然界的发展规律来研究医学问题，以运用于养生及防治疾病。

　　气不断运动变化，名为"气化"。气化产生万物和人体。《六节藏象论》说："气合而有形。"有形的事物 [1] 都是由细微的气聚合而成。但有形的事物，它的规定性也是相对的暂时存在，它的形体又会随着气化而散失，变化为另一事物。《六微旨大论》说："升降出入无器不有。故器者生化之宇宙，器散则分之，生化息矣。"器就是有形之物，它是气之生化之所在。升降出入就是气化的表现形式。器散，是原来的气的聚合状态散了，它的生化过程就终结了，转变为别的气合之形。所以说："物之生从于化，物之极由乎变，变化之相薄，成败之所由也。"人体也是器，也是"气合而有形"。在生命过程中，不断气化，不断升降出入。研究人体这个升降出入的气化过程，就是中医的生理学。若人体的气化失常，升降出入混乱，稳定状态破坏，不能保持动态平衡，就发生疾病。研究人体这些失常的过程就是中医的病理学。[2]

这段话中有一些精细的关于物的区分。在这段细密的讨论中，黄教授从宇宙生成论谈起，气是世界的根源；再以气的结构性特

1　这里所引是黄吉棠教授的原文，在作者的英文翻译中，"事物"和"物"都译作 thing。作者的翻译中另有为了帮助英文读者理解而进行的标记，因所引为原文故未曾在这里指出，如 thing [shiwu]、thing [or object]、The Plain Questions [Suwen, juan 68]、qi [energy]。——译者注
2　黄吉棠《气是生命的本原》，见他主编的《中医学导论》（广州高等教育出版社，1988），第43—44页。

质、循道的策略性生命逻辑、物之偶然聚集（contingent gathering）
的特点、一切物质现实不断变化的基础，来分析生理学和病理学。
这段解释出色地应用了一套描绘物性的词汇：无分别的万物，事
物（matters of concern），和能量（气）聚集而成的客体（气）。不
过，我拿出这段引文是为了显示每一物是如何在动态变化中互为
依靠，这是自发的自然过程，超过了终有一死的人类之手的掌控。

　　这在相当概括层面上关于气化的见解，其实就有助我们理解
Xueran 病床边的论辩：他体内病态的温气到底是随着"六经"还是
"卫气营血"四阶段成形或消散？根据 Xueran 治疗者的理论倾向，
当然是六经，但到底是哪一经？大夫们是否能抓住气向内或向下转
化的行动中形成的病态形式，再用药来逆转流向，将病态的气化逐
出，重新聚集成无害或者表浅的事物？

　　黄在这部现代写作中使用的"聚"这一概念出自（公元前 4 世
纪的）庄子。让我们复习一下他如何诠释"聚"的重要性：

> "气合而有形。"有形的事物都是由细微的气聚合而成。
> 但有形的事物，它的规定性也是相对的暂时存在，它的形体
> 又会随着气化而散失，变化为另一事物……"器散则分之，
> 生化息矣。"[1]

　　庄子，很可能以一副自在微笑的姿态做出这一比拟和在那之前
的观察："人之生，气之聚也。聚而为生，散则为死。"[2] 如此思考人

1　黄吉棠《气是生命的本原》，见他主编的《中医学导论》（广州高等教育出版社，
　　1988），第43—44页。
2　见中国哲学电子图书馆计划（Chinese Text Project）收入的《庄子·知北游》，
　　ctext.org/zhuangzi/knowledge-rambling-in-the-north（翻译出自本文作者）。

体和我们如此依恋的生命让我们想起庄子在《庄子》一书里很有名的一段话里拒绝为他妻子过世而哀悼。他提醒我们把死当作万物可期的变化，而非它物。

再进一步，如果物即是聚集（gathering），也就能联想起拉图尔在古欧洲关于物的观念里钩沉的诸多物的特性:《辞海》如此解释个中的关键字"聚"，首先指的是村落里人的聚合；其次是"汇集、集合"（"方以类聚，物以群分"[1]）；再次是物的积聚[2]。社会、观念和经济层面的意涵都归于一。

黄教授的这些文字为医学初学者和对医学感兴趣的门外汉而写。他对物性形而上学的素描有着对生命的注重（pro-life），将非常宽泛的关于自然和道（the Way）的形而上学拉到人们理解和对待生理学和病理学的努力上。这与庄子关于人之生死轻快的相对主义形成对比。而最后一位我将讨论的哲学家也关心物性。与黄教授一样，他尤其关怀如何聚集并保护人的生命。他毕竟是一位医生，这决定了他注重生命的立场。

向对象之物[3]学习

Xueran 病床边的场景在广州的中医界出现的同时，黄吉棠撰写《中医学导论》的时候，一位北京的学者型医生（scholar-doctor）以自身特有的方式有力地把形而上学和临床诊断结合在一

---

1 出自《易·系辞上》。——译者注

2 《辞海》编辑部编，《辞海》，辞书出版社，1979，参阅"聚"词条。

3 在作者逐步的讨论，尤其是对陆广莘的引用中，物和对象这两个概念逐渐合一，故将本小节标题 Learning from Things 做此翻译。——译者注

起。他就是陆广莘，在 2014 年之前长期在北京行医、教学，参与政策制定并进行哲学思考。他的写作结合着宝贵的简明扼要，以此他将诸多形而上学问题摆上中医师的台面。比如他会谈论气这样的物事（thing-event）[1]，并不仅仅在中文日常用语的层面上谈论，也不仅仅强调气与量子物理理论的不同，而是在中医物质体系里气之必要性的意义上谈论它。陆医生也论及传统中医里"证候"（illness pattern）的认识论特性。证候是近期官方中医实践和教学的焦点，部分占据了类似于生物医学里疾病的逻辑空间。但陆医生提出证候在本体论上与疾病并不相同，即使证候也是非常实在的（real）。这至少在 STS（科学技术研究）领域对物性（thinghood）做出的新的理论化观点中不难理解。这也是另一个令人着迷的充满了概念工作和争论的领域。而我试图加入我这些饱含爱国情怀的中医研究同道的立场，指出是陆广莘（以及陆医生在 20 世纪中叶中国的哲学同道，和至少自战国时期以来中国的形而上学家们在 2 500 年间无数的复兴）率先提出了这样的观点。[2]

　　还是为了进一步解读广州病床边的场景，我现在想要专注于陆医生 1980 年代作品中关于物的理解。他所处的领域正经历着大

1　与物译作 thing 所别，thing-event 译为物事。——译者注

2　其他人类学家论证正是在殖民接触（colonial contact）的情况下——正如传统中医在 20 世纪的处境——本体论和形而上学成为尤其要紧的问题。见 Marisol de la Cadena, "Indigenous cosmopolitics in the Andes: Conceptual reflections beyond 'politics,'" *Cultural Anthropology* 25.2 (2010): 334–70; Michael T. Taussig, "Fetishism: The Master Trope," in *The Devil and Commodity Fetishism in South America*, Chapel Hill: University of North Carolina Press, 1980, 1–38; Eduardo Viveiros de Castro, "Exchanging perspectives: The transformation of objects into subjects in Amerindian ontologies," *Common Knowledge* 10.3 (2004): 463–84. 离 20 世纪医疗科学的核心更近的是 Ludwik Fleck，他早已（但未受重视）指出对象如何被思想集体（thought-collectives）所集聚。

规模的系统化与国际化，他很清楚那些咬文嚼字的质疑者要求每
个专有名词都有本质上清晰、稳定的所指物。医生们会问自己：
什么是气？什么是证候（如果证候不是疾病的话）？这样的问题
想要的回答是对自然界中的物体的描述，一种不会随意依人事改
变的物的稳定类别。这样的物体可以被发现，而不是在聚集的过
程偶然形成。[1] 所指必须满足能指，物体必须证实名词，好让专有
名词在广大的对话者之间稳定地表意。但是陆广莘坚持认为物并
没有这么简单。在他的用词中，物是什么呢？对陆医生而言，**物
是对象**。

让我们来看看他如何运用这一中国特有的关于物的观念。在给
自己 2001 年出版的作品集的前言里，他好几次论及"对象"，受拉
图尔的启发，我将其翻译为"物"（thing）。他在此提出医学关乎
的是人，这是一种最广泛意义上的人文主义（自 1980 年代以来人
文主义已经成为中文里的大词）。比方说，在一段讨论中医研究者
的责任的段落，他说道：

> 人的生生之气的自我健康能力和自我痊愈能力，是中医
> 学研究者要努力把自己成为"苍生大医"的服务对象和学习
> 对象，是中医研究者能否成为真正中医的试金石。离开了人
> 的生生之气这个养生治病必求的"本"，也就不可能继续还
> 有真正中医的存在。
>
> 是故，中医学之道的"道不远人，以病者之身为宗师"。
> 中医学之道，根本在学人！

1　在科学技术研究（STS）的术语里，Bruno Latour and Steve Woolgar, *Laboratory Life: The Construction of Scientific Facts*, Princeton: Princeton University Press, 1986 (1979); Steve Woolgar, *Science, the Very Idea*, London: Tavistock Publications, 1988。

向自己的服务对象学习，
向自己的依靠对象学习，
在养生治病的实践中学习，
在实践中求发展。
医学，根本上是人学！[1]

　　我们可以从这一非常概括的评论中找到许多陆医生职业生涯里的重要主题。如同一个久经考验的毛泽东思想的信仰者，他坚持从群众中学习。[2] 他所谓的人文主义是一种关系集体主义，一种可以让各种物登场的社会政体。尽管他并不作为一名理论家为人熟知，陆广莘认为理论甚至知识都并不享有独立于物的概念空间，也没有一个理想王国可以让能指严丝合缝地对应于所指，词语毫无保留地对应于物，从而表征所谓的"真实世界"（real world）。相反，他坚持从物在实践中的聚散里学习，通过与物互动而修炼成更好的医生。
　　他用来指称"物"的词在中文里有比英文更加明确的哲学内涵。按照字面意思，"对象"应被翻译为"我们面对的图像"。对象是显在世界里的可被感知的元素，但并不一定是有质量的客体，并且具有不可化约的关联性。对象仅在与感知者或者行动者的关系中存在，常见的翻译诸如"目标"（target）和"伙伴"（partner）；像"对话者"（interlocutor）或"目的"（objective）这样的翻译会在某些语境里出现。[3] 对象是从实践中浮现的复杂实体，而不仅仅

1　陆广莘，《中医学之道》第7页。着重为本文作者所画。
2　毛泽东，《实践论》（1936），见《毛泽东选集》（英文）（外文出版社，1971）。
3　对象（duixiang object）的感知者和行动者未必是现代主义思维的人类主体。在中医实践者的广袤的活力论（vitalist）世界里，许多非人类的行动者也有意向、感知与倾向，从而也有它们的对象。见François Jullien's discussion of（转下页）

是研究者的想象，毕竟如果仅仅是幻想之物，人们又如何（像陆医生所不断建议的）从中学到东西？[1]在临床治疗和理论关注下，一张由人类和非人类组成的网悄悄地将偶然的对象 / 物聚合在一起。像"生生之气的自我健康能力和自我痊愈能力"这样的实体是复杂的对象（duixiang），可以激发关于自然过程的洞见。而病人的身体（body/person）这样异质的实体（连带他或她的历史），或者一方中草药的疗效（其中的每一味成分都有区域、时间、关系甚至文学层面上的特点）——这些实体集中一会儿就成为独特而新奇的聚合。[2]物因此是特定过程的汇集之处（过程总是复数的，且不处在某一行动者的全盘掌控之下）。根据这些定义，这样的物在时空上独一无二，其存在也有赖于具体情境下的感知者。对象 / 物并不止是我们感知的对象，而是与我们一起构建感知过程的搭档。在每个如此的汇集点，如陆广莘所言，我们都可以学到些什么。尤其当我们向对象学习是一个逐步累积的集体过程，并导向实践性的医疗服务。中医知识并不特别所在于某个现代国家里、某一语言社群中或某组机构里。当实践者和研究者与他们聚集的人与物一起干活，向这些人与物学习，这一聚集的群落里，中医知识同样在此栖息。

陆医生所阐述的对象（duixiang）模糊且动态，但 Xueran 病床

（接上页）"propensity" in classical Chinese letters: *François Jullien, The Propensity of Things: Toward a History of Efficacy in China*, New York: Zone Books, 1995。

1 汉斯约里·莱茵贝格尔（Hans-Jörg Rheinberger）在他关于生物科学历史认识论的研究中有力地得出了相近的结论，Hans-Jörg Rheinberger, *An Epistemology of the Concrete: Twentieth-Century Histories of Life*, Durham, NC: Duke University Press, 2010; 尤见 Tim Lenoir's foreword, "Epistemology historicized, making epistemic things," xi–xix。

2 Hanson, *Speaking of Epidemics*; Carla Nappi, *The Monkey and the Inkpot: Natural History and Its Transformations in Early Modern China*, Cambridge, MA: Harvard University Press, 2009.

边的学者型医生却早已习惯与之共事。（当然还有 Xueran，甚至作为一个人类学家的我，虽然与他们相比我尚且稚嫩又笨拙。）他们知晓所选择产生联系的物和他们聚集成对象的物都对他们的医学介入产生影响。是因为太阳经之一的失序？果真如此，哪些相关的系统将最受影响？外在的病原是否已经侵入了（与太阴和少阴经相连的）肝脏系统，并影响了所有相连的位置和功能？内热是否已经升高到需要着手处理心火（少阴经）的程度？寒凉处方是否只会加重失序，因这一失序的深层原因可能是深层次（如厥阴经）以寒为特征的损耗？临床的困惑甚至都不在于要在先验的身体地图上定位出失序的根源所在。也不期待一个无误的视野，以看到此时在广州的这个身体上这一失序之小宇宙。甚至即便所有关怀 Xueran 病情的人都觉得可能有最好的办法找到那些（致病）"物"，问题却并不止于找到一个所有人同意的固定的治疗方案。广州的那一夜，时间紧迫，责任重大，物必须聚集，并迅速对其采取行动。疾病、Xueran 失序的身体及周遭环境，都充满可怕又令人兴奋的活性，需要与之游戏、并行，将其推入更健康的朝向。这需要优美的步法和稳重的手法，以在这个连家具都不能被想当然的宇宙里（栖息）。

曾毓坤　译

第二章　时间与文本
——从医案分析看中医实践 [1]

　　这篇文章的主题是一份医案（medical case history）。看来简单明了，这种简单却是个错觉。英文的病案一词（case）包含了一系列就具体疾病与疾病类别间关系的西方预设。肺炎和阿尔茨海默症是这种抽象疾病命名法的经典例子。作为西方人，我们倾向于寻找一种疾病物质层面上的必要成因，并以这一病原造成的疾病"表达"（expression）命名。这一命名过程将西方科学观中的本质主义和还原主义偏见表露无遗。当我们以这种方式理解一种疾病，那种疾病就完全被剥离了时间和偶然层面上的特点，也就剥离了关于特定疾病及其过程以及生物医学如何理解它们的历史。这一历史不再能够指导日常医学实践。

　　就西方医学实践和生物科学知识的关联而言，个人病案与疾病分类学的张力是有生产性的：对复杂或异常病例的观察终究会导向疾病分类的科学修正。但大多数病案能提供给我们的信息都很有

1　Judith Farquhar. 1992. "Time and Text: Approaching Chinese Medical Practice through Analysis of a Published Case." In *Paths to Asian Medical Knowledge*. Charles Leslie and Allan Young, eds. Berkeley. University of California Press, pp. 62–73.

限，只是某一疾病教科书式笼统描述下的一个案例。因此，西方医学文献中病案的出版往往局限在足以挑战和拓展现有疾病分类体系的反常疾病上。

出版的中医医案则必须以另一种角度审视。比起西医，在中医的医疗话语里，病案的位置重要得多。而且，如果脱离文本背后独特的学术性实践及社会世界，中医的病案是很难理解的。要理解它们，首先得摒弃这一观念，即中医医案是来自汉代中医经典的外在、固定范畴的（应用）举例。事实上，阅读中医医案，读者会惊诧于其中蕴含的历史反思性。无论是深思熟虑的具体病情，还是中医学的话语，其对时间性过程的关切都让人印象深刻。如果我们阅读这些文本时，只是想象它们指向先前的大师命名的固定的证候和表现，我们便失却了这些文本的丰富实践性及其教诲的力度。

我曾在别处讨论过西方关于中医研究的"认识论"方法（"epistemological" approach）[1]，这类研究大多（以类比生物医学的方式）塑造了一种从未在中国存在过的系统性知识。这些研究在早期经典中寻求一般、完整、自洽的系统医学知识，排除了理解具体社会实践的必要性，这是对中医的历史错置。这种描述既不人类学也不历史，无法揭示任何时代中医的社会与智识实践。

为了取代这种哲学的族群中心的方法，我开始关注医学的生活形式（forms of medical life）[2]里历时和实践的面向，按照本土实践者描述的方式加以考察，并观察当代的中医实践，这些实践近年来已经在中华人民共和国大大拓展。在我对临床相遇的时间性形式

1　J. Farquhar, "Problems of Knowledge in Contemporary Chinese Medical Discourse." *Social Science and Medicine* 24 (12): 1013-1021.

2　此处翻译借助维特根斯坦form of life一词的惯用中译，即"生活形式"。——译者注

（temporal forms of the clinical encounter）的一项更大规模的研究过程中，医案成为我研究的焦点，因其凝结了医生们的知识、议程与权力。分析一份医案可以挑明医学实践——具体历史境遇下的医疗行为——而非作为系统知识的深层特点。

相比西方生物医学期刊和教科书里病案的边缘位置，在中医的出版里，医案尤为重要。中国的科技书店里，中医的教研书系里有众多的医案集。浏览中医期刊也可以发现诸多讨论医案的小文章。大量的理论著作围绕着特定疾病的诠释而展开。老中医的传记和自传也对他们经手的著名医案投入大量笔墨。医学院的高年级学生从他们的前辈那里学习医案，作为精妙医术实践的范例。执业大夫阅读他们专科相关的出版医案，作为他们自身临床经验的补充。

如同下面这段我译出的医案[1]所提示的，出版的医案（至少它们所包含的处方）在持续开展的临床工作中起着重要作用。一位我熟识的老中医就保存着大量笔记，他在里面记着大量与他自己乡村行医实践相关的出版的医案。看病时他经常从这些笔记中翻出适合面前这位病人的方子，自己再稍做加减即可对症下药。更常见的情况是对经典或有趣医案及其药方的记诵。临床大夫们总是善于建立自己独特的记忆库，可以在广泛的场合使用。中医师们习惯在边工作边教导医学生（及外国人类学家）的时候轻松说出与手头病案相关的临床先例。尽管他们的口头评述多半要比下文讨论的出版的医案来得随意。前现代时期的临床观察和名医记录，比近年的出版医案被引用得更多，无论在口头和还是在书面。但也有少数当代名医，他们的病案经验和药方影响力足以突破他们学生的小圈子。邓铁涛，我们接下来要讨论的医案的作者，就是其中之一。

1　这段病历并未回译，而是直接采用邓铁涛教授的原文，由作者提供。——译者注

医案及其包含的药方都是对中医实践贡献巨大的文本。它们的读者是有资历的学者型医生（clinician-scholar）[1]。因此，医案会显得晦涩难懂。这篇文章试图说明如此重要而难懂的文本应如何阅读，本文也力图强调医案文本与当代中医话语中两个概念的联系：灵与经验。这两个概念都与人类能动性的以下本质息息相关：行动和知识的关系，个体性与社会性的关系，及现在与过去的关系。

一份出版的医案

在此我将考察的文本是邓铁涛的《死胎两例》，收录在这位广东名医的一本著名论文集里。[2]

死胎两例

辨证论治是中医学的精华部分之一。我国劳动人民几千年来通过无数的实践，总结出一套理论和方法，用以指导临床，往往能收到较满意的效果。下述两个胎死腹中病例的治疗，可见一斑。

【例1】邓××，妊娠7个月，胎动消失二十天，诊断为过期流产。入院后先后曾用新针，蓖麻油灌肠，奎宁内服，高压温水灌肠，脑垂体后叶素穴位注射（30单位／日），胎

---

1 作者并置clinician和scholar的本意是强调中医实践和知识生产之间的有机结合，故这里依照《病床边的形而上学》里的对scholar-doctor的译法，将clinician-scholar译为比较约定俗称的学者型医生。——译者注

2 邓铁涛，《学说探讨与临症》，广东科技出版社，1981，第284—288页。

膜剥离等法治疗。用某些方法时，曾有轻微宫缩，入院已十多天，情况比较紧急，若手术治疗，出现感染则腮可虑，故用中药治疗。

诊其舌苔黄兼白腻，舌质红，脉沉稍数而有力。此实证实脉，故按一般常法用平胃散加芒硝、枳实治疗。药用：苍术9克，厚朴12克，陈皮12克，甘草4.5克，玄明粉12克（后下），枳实12克。水煎服一剂。

下午2时左右服药，6时开始宫缩，9时30分产程开始，后完整排出死胎。

孕妇自述胎死原因，是被奔走之小孩碰撞腹部所致。

【例2】陈×，妊娠8个月，胎动消失7天入院。诊断为过期流产。

入院后未用其他方法治疗。

诊其舌淡嫩苔薄白，中有剥苔，脉大而数重按无力。根据舌象脉象的分析，舌嫩苔剥是津液受损，脉数大无力是气分不足，脉舌合参属气津两虚。问诊知其妊娠反应较甚，呕吐剧烈，致伤津耗气。但胎死腹中属实证，是病实而体虚。考虑不宜纯用攻法。

一诊：治法以养津活血行气润下。药用：沙参、当归、桃仁、枳实、玄明粉。

二诊：寻思试与平胃散加味如何？乃照例一之方两剂。第一剂服后滑下大便两次，第二剂则毫无反应。

三诊：改用脱花煎（川芎、当归、牛膝、车前、桂枝）服一剂，死胎依然不下。

四诊：连用数方攻之不动，改用补气活血法。药用：五爪龙、党参、陈皮、当归、川芎，但亦无效。

五诊：考虑前方补气行气之力不足，便改用加味开骨散。药用：黄芪 120 克，当归 80 克，川芎 15 克，血余炭 9 克，龟板 24 克（缺药），煎服。

下午 4 时许服药，6 时许开始宫缩（约 10—20 分钟一次）。晚上 8 时加用按摩针灸。先指按三焦俞、肾俞以行三焦之气，但按摩后，宫缩反而减弱减慢。改用艾灸足三里这一强壮穴以增强体力，灸后宫缩随之加强，约 10 分钟一次，收缩较有力，灸半小时停灸。继用针刺中极穴。每 2—3 分钟捻转一次，针后每 1—3 分钟宫缩一次，宫缩甚为有力，共针 15 分钟，停止针灸治疗，是夜 11 时，死胎产下，为脐带缠颈的死胎。

【按】习死胎之于母体，已转变为致病之物——"邪"，病属实证。自宋代以来，妇科方书，下死胎习用平胃散加朴硝。平胃散是健运胃肠湿滞的主方，苍术猛悍为健运主药，厚朴、陈皮加强行气躁湿，加朴硝以润下。前人认为"胃气行则死胎自行，更投朴硝则无不下矣"。

明代以后，《景岳全书》提倡用脱花煎下死胎，此方以行血为主，兼用车前、牛膝以利下。平胃散治气滞，脱花煎治血疲。

开骨散是从宋代龟甲汤（治产难及胎死腹中）加川芎而成。明代又名加味芎归汤。此方重用当归、川芎以行血，龟板潜降，血余炭引经而止血，本方不用攻下药和破血药，故明代以后多用以治产难。清代王清任认为本方治产难有效有无效，缘只着重于养血活血，忽视补气行气，故主张在开骨散的基础上，重用黄芪 120 克以补气行气，使本方更臻完善而疗效高。

　　例 2 初诊辨证知属体虚病实，但由于用药未当，未收效果。二诊、三诊用药与辨证不符，当属无效。四诊治法未错，但处方药力不足，故亦无效。最后用开胃散加黄芪，重用归芎以养血活血，重用黄芪以补气行气，故虽缺龟板以养阴潜降，但由于气足血行，正气足以拒邪，死胎得以排出，这正如前人所说的"寓攻于补"，运用补药以达到攻下之目的，这是一个典型的例子。

　　针灸治疗也是先灸足三里以补虚，再针中极以泻实利导，治法基本相同，故起辅助作用。

实践之灵

　　这一文本与其所处的当代中医知识环境之间有一些显而易见的联系。最明显的一点，这一文本重申了西医束手无策时中医的有效性，并且力证中医即使在面对重疾时仍然有效。因此，这一文本反映出"西医"和"中医"的区隔依旧重要，也显示出中西医体制之间的争斗状态。一个例子是，当邓医生接手病例一之前，患者已经经历好几轮基于西医或中西医结合的治疗，毫无成效。当那剂经典药方成功让患者引产，以轻松的姿态反击了西医的霸权，也抵制了以西医病案管理方式将中医技术碎片化的倾向。

　　但这只是这些医案里中医学术精湛表现的开始。另一例子见于邓医生的按语，他将平胃散这一主要用于消化不良的方子用在妇科上，说道：前人认为"胃气行则死胎自行"。但他没有提及的是他用的方子与经典的平胃散有所差异。一般情况下，这副方子的主药是苍术，辅药是厚朴和陈皮。但在这一病例中，邓医生将辅药升为主药，因为比起苍术，厚朴和陈皮对"润下"更具专门的作用。我相信这是常用的药方调整手段。具体药物剂量可以调整，候补药物可以加入，即使是经历时代考验的名方，药物间的关系也可以根据具体面临的病症而调整。

病例二显然还更复杂。邓医生对这一病例的讨论显示这一治疗其实是历时好几天的反复试错。在西方读者看来，这绝不是医学实务精湛的体现。我们必须首先问到，为什么邓医生要出版这一让他花费如此多时间才找到有效疗法的医案。而这一最终导向有效疗法的过程本身也值得探究。

表　依次展现了病例二五次诊疗中不同的治疗原则

	一诊	二诊	三诊	四诊	五诊
养津	1				3
活血	1		1	1	2
行气	1	1		1	1
润下	1		2		3
躁湿		2			
养阴					1
止血					3

1 = 首要的治疗
2 = 次要的治疗
3 = 再次的治疗

将这张表与邓医生的按语对照阅读，可以看到他在不同治疗路径之间移动的模式。他首先根据他对这一病人初始状况的描述展开治疗。病人"伤津耗气"且"体虚"的状况需要增强气血的整体运转。也需要"润下"以便能够排出死胎。从这一疗法看得出他在局部的邪气过剩（死胎）和病人整体的正气不足（以防御）之间仔细的辩证。这一治疗方案中，每一症状和相应疗法之间是直接一对一的关系。

当这种方法无法让患者引产，他调整了治疗的重点。在第二次诊疗之后使用了平胃散，是为了治疗气滞，用温热、辛辣和苦味药物攻击阳性的要素和进程；接下来是第三诊，主要以甘辛的药物活血（血是至关重要的血气二元中属阴的一面）。这些方法都不足以起效，从而使邓医生坚信问题并不仅在于血或者气，而是两者兼有。他第四次诊疗最终开出的方子同时兼顾了这两个面向。这也未能即刻见效时，他选取了有名的开骨散，通过给更滋养的成分增量，从而更加强力地沿着这一方向治疗。他最后一次治疗强有力的部分原因在于大剂量地使用黄芪。这一药物既是体内自然之气的有力补充，也滋补属阴的要素（比如"阴津"），正可以弥补病人身体不足的部分。黄芪的使用伴随着用以补血和活血的药物。正如他在这一病例的按语所写，邓医生"寓攻于补"，通过补充身体的自然机理来驱散内部的邪气。

显然，邓医生绝非胡乱尝试，以期最终凭借运气凑齐良方。这一疾病状况复杂，邪气的根源在病人体内，从而敌我一体，去除邪气和补血需要高妙的平衡。另外，当一种疗法"失败"而需要调整，并不意味着大夫对病症的诊断需要根本性的调整。（就以邓医生的论述为例吧，他在四诊无效后继续着这一诊断的治疗方向。）

我们需要进一步理解的是体察的"证"（perceived syndromes）与疗法之间紧密的反馈性联系。现代中医的教科书总是解释治法来自辩证，是否有效是对辩证正确与否的检验。这一治法与辩证的关系在医案二里十分清楚。邓医生未能成功的尝试并非只是负面的消息，而是每一次诊疗都导向新的治疗方法。这些看似失败的治疗累积起了逐渐明晰的信息，使邓医生得以改良他的治法，最终全面了解这一病症并给出专门的治疗方案。通过书写针对这一疾病临床诊断的整个过程，邓医生让我们得以看到他对于这一病症的理解逐步深入的方向。他一步步逼近正确的病症描述和治疗的方式是我们在西方所熟悉的还原方法（reductionist methods）的反面。他并未通过一系列减法来排除可能的病因，而是做加法，通过逐步详尽地阐述，最终发现问题的全貌。

每个步骤上他都对这一病症有某种具体的看法。每一药方都对问题的本质提出了不同的强调和揭示。虽然因为病人体弱，理应不采用"攻下"的药物，但当病人的自然机理得到补充，邪气也同样增强时，这一思路应重新被考虑。

一诊得出治法针对的症状是"津液受损"（作为病因）和阻滞（因为气血虚弱而无法排出死胎）。二诊的治法针对"行气"，而三诊则转向"活血"。四诊重新肯定了血/气关系的分析，最终有效的五诊药方重点在于补足并刺激身体的正气。当如此理解整个治疗的次序过程，五诊里用来补足并激发气行的大剂量黄芪就尤有意味。这表示前面的治疗使得母体足够强壮，这时才可以安全地使用猛烈行气的治法。这很可能意味着全身强壮的阳气足以排除死胎，而非增强其有害（但相对属阴）的力量。

这里逐渐明晰的过程是在一系列不同的选项里聚焦、协商而出的一条路径，这一过程需要努力避免过分或不足、危险或无效的干预。阅读中医当代文献时常常能发现此类情形。老中医的"灵"（virtuosity）远非简单地将疾病按照既定的证候归类，或在注疏文献里寻找合适的经方。相反，我们看到的是就具体疾病生成复杂图景的医术，运用抽象语言（如阴阳、血气）描述具体疾病诸多面向的智识过程，其中疾病的生动的特性不会化约在一般和抽象里。

　　这一观察可以在临床的时间性形式（temporal form of the clinical encounter）里得到佐证。在临床，"量身定制的"药方中的药物组合对应着疾病征象的集合，通过"辩证"的分析来建构。但疾病和药方都不是已定的结论。两者都需要描述、分析、建构而不断成形、精确。所以，邓铁涛能够在诊断和治疗中来回读取，在二者对话的过程中对二者加以修正，这样的过程只能假以时日，这是他的大师医术的要素，也是这份出版病案所传递给我们的诸多重要信息之一。

经验与时间

　　这份医案包含着当代中国社会研究者常常忽视和低估的一些要素。比如说，医案的开篇提到中国劳动人民数千年来的经验。如果我们将这个提法作为"不过是话术"（"mere politics"）而忽视，我们如何能理解当代中医话语里无处不在的"经验"概念的说服力？在这一文本中出现的"经验"一词拥有清晰且典型的含义：中医的漫长历史（广大劳动人民积累的经验）是这一传统医疗程序之效力独一无二的保障。而这一经验多大程度上能够作为中医有效性的客观评价，则是当代关于现代化和"科学化"论争的核心。只有意识到中医还在抵抗西医知识实践日益强化的霸权，我们才能充分体会到这个词及其背后思想的含义。

　　而以经验这一概念来论述中医的效力显然调动的是两千年以来医学实践留下的卷帙浩繁的医学记录。对中国的医生而言，否认这么多代传下的医疗实践无疑是鲁莽而倨傲的。历史记载构成了当下的可靠行动的重要指导。虽然过去的治疗程式从来不会全然决定任何治疗，它们缩小了可能性，并且为医生提供了复杂的多项选择（比如前面讨论的几轮处方）。邓医生通过引用像张景岳与王清任这样的古代名家的医方，展示出与过去的联系。他并非在以经典装点自己的认识，而是真在汲取这些前辈的学术与临床经验。但他只会在审慎地确定这些前辈的见解和当前的具体病症相关时才会使用它们，而为了增强这种相关，他也会调整前辈的药方。这些调整及其背后的思路也将进入这类记录下来的医疗经验的累积。

临诊可以看作是大夫的一种行动模式，大夫熟练地在具体疾病和相关的医疗文献间建立联系。这既能让前辈的经验重生，也可以将他自身的贡献加入经验的积累过程。出版医案及按语，大夫在中医的档案里加入自己的经验，心怀感激地进入过去，并想着他的贡献对以后大夫的精湛技艺也将卓有益处。

这一使用与生成文本的过程，及邓医生处理这个医案中显示的精湛技艺，提醒我们中医的汉学研究中诸多想当然的关系都必须重审。比方说，一定不能把当代医疗话语和中医经典的关系看得过于简单明显，文本也不应被先验地视作抽象知识的权威解释。关于知识本身也必须重新考虑，不要简单地假定知识在中国的样貌，而是要去描述知识在中国的独特形式。如果严肃对待特定文化下对文本材料的用法，我们不加检审地将某些经典文本视为与日常诊疗"实践"相对立的"理论"就很成问题了。

一旦西方认识论的认知偏见被摒弃，我们可将医学看作附身于（embodied in）医生、表达于其精湛的实践。当下的医疗行动则显现为过去的经验与未来的疾病之间的关键节点。经验不再是必须靠控制变量的实验转化为事实数据（factual data）的幻象。相反，经验是可靠行动唯一可能的基底。因此，千年来医疗经验的文字记录，连带其所有的冲突与争论，是一个"伟大的宝库"（按毛泽东的说法），无论是医学生还是经验丰富的大夫都可以积极而有选择地利用。

于是，这样的当代医疗文本，作为实践生活的一部分来阅读的时候，不会被视为中国版本的"科学知识"，而是对医学中活生生的经验的贡献，这种医学经验只具身在它的实践者身上。一份医案是一次学习老中医精湛艺术的机会，是学生自身经验的缓慢增长。因此，这类文本也深植在医学的社会关系之中；直到今天，它们还在教导我们恭孝（filiality）、创见（creativity），人在与疾病、老师、记录的过去对话中而成人（constituted）的各种方式。

曾毓坤　译

第三章　日常生活的技术
——改革开放时代中国的阳痿经济

　　《二嫫》是 1995 年周晓文导演的一部中国电影，主要在中国大陆上映。片名来自女主角的名字，电影较好地勾勒了改革开放时代的中国乡村经济。二嫫在村子附近的集市兜售自家制作的各类物什（如麻花面、篮筐等），在电影里，她和邻居瞎子有着一段短暂的经济关系与暧昧交往。瞎子有辆卡车，所以能把自己的漂亮邻居、乡下手艺人二嫫带到更大的市场，甚至为她介绍远离乡村、领取薪水的工作。同来去自由、精力充沛的瞎子正相反，二嫫的丈夫村长没什么本事，而且性无能。村长是个退休干部，总是阴沉地徘徊在边缘。

　　以上信息就是下面这幕电影场景的相关背景。在招待所的小房间里，二嫫和瞎子向对方展示自己买到的东西。二嫫买了件香艳的胸罩来取悦瞎子，瞎子则为她买了瓶防皱霜。瞎子一边在二嫫身上试验着现代商品的效果，一边畅想着二人未来的共同生活——比如，他们可能会生更多孩子。但没多久，瞎子就看到了二嫫手臂上的瘀青。

　　　　瞎子：你卖血了？你不想活了？

二嫫：我血多，流了也白流了。

瞎子：你这叫啥?! 你这……叫惨无人道!

二嫫：怕啥?! 我每回呀，先喝他三大碗水，抽的一半是血，一半是水。

瞎子：以后你再卖血，我打断你的腿! 钱是个啥! 人坏了，那是一辈子的事。不就是一台电视机吗?! 我有的是钱!

二嫫：我不要你的钱。（周晓文 1995）

　　无论是经济上还是性能力上，二嫫的情人瞎子都不是无能者，但她的丈夫村长却都是。随着剧情推进，瞎子的社会能力似乎受到了限制：一方面，他没能实现和邻居妻子同居的梦想；另一方面，瞎子在县城的遭遇毁了他在村里的名声。在中国部分地区，乡村经济为身强力壮的有为青年提供了众多的创业机会。从影片开始我们就不难发现，在这样的经济环境中，无论赚钱还是花钱，瞎子都如鱼得水。但是，正如前文场景所暗示的，也正如后续剧情所揭示的，钱不是万能的：二嫫不要他的钱，而他的财富也无力改变什么是对二人真正重要的事物。然而，钱又是极端重要的：钱是手段，二嫫的身体劳作的能力可以通过它转化为她想要得到的商品——这一点，在技术将身体商品化的卖血行为中表现得再直接不过了。钱能让二嫫拥有一台电视机，由此让她的儿子了解世界（同时老实待在自己家里）。此外，钱也为市场竞争的成败提供了一个衡量标准，所以二嫫总是在家把钞票拿出来数了又数。

　　我将在后文回到这部电影，探讨其中关于经济、能力、技术的隐喻。接下来，我想要把这部电影及其对现代中国农村社会生存状态的看法同如下问题联系起来：改革开放时代的社会变迁，其他文艺作品中关于能力的呈现，以及中医文献对相关问题的初步探索。[1]
这些问题之所以相互关联，因为它们都涉及阳痿（无能）、经济、
技术（帮助人们在日常生活中壮大经济实力的技术）等主题。我所
谓的**经济**是最广义、最宽泛的经济，该体系囊括了极稀缺资源的生
产、积累、消费与耗尽（阳痿/无能的问题就出现在此）过程。此
类稀缺资源可能是精神性的、身体性的、经济性的或体制性的：其
共同点在于，无论是个人生活还是集体生活中，它们的分配都并不
均匀。[2] 欲望可能无限，资源却总是有限。正因如此，经济的也总
是政治的：它关系到生存资料的分配方式，也关系到主导配给、消
费、制造差异和不平等的社会样貌的权力。

所以，我在虚构文学、电影、医学中发现的共同主题就不是某
种深层而现实的经济状况的隐喻或符号表达。毋宁说，它们展现了
现实而多样的社会技术。技术在实践中让复杂的知识体系与制度网
络成为现实，而且能在寻常实践的情境中改变运用者的效力。比如
瞎子的破卡车，一辆转了很多道手的国产汽车，就是技术的一种。
它能让农村产品找到市场，也能让农村生产者培养城市人的品位和
习惯。同电影（本文探讨的另一种技术）一样，这台破烂不堪的机
器同样是一种生产主体的装置。用特蕾莎·德·洛雷蒂斯（Teresa

---

1 本文和我的其他著述一样，主要讨论中华人民共和国范围内的中医实践。为了迎
合大众对中医药作为"另类"医学的认知，欧美日渐兴起的中医实践存在着明显
的反技术倾向。这一点在中国并不重要，但其他经济与历史因素使得中医药具有
明显的（寻常意义上的）低科技特征。

2 这里的"经济"概念可能最主要受到了赫尔伯特·马尔库塞（Herbert Marcuse）的
影响：在《爱欲与文明》（*Eros and Civilization*, 1955）书中，马尔库塞运用弗洛
伊德和马克思的概念指出，资本主义异化包含了力比多的"剩余压抑"。20世纪
五六十年代，马尔库塞谈了很多关于压抑的问题。我认同福柯的观点（1980），反
对压抑假说。但是，马尔库塞认为生产关系与主体性形式之间存在着直接的转化
可能，本文深受这一观点启发。

de Lauretis）在《性别的技术》(*Technologies of Gender*）中的说法
来表述就是，这些都是面向人的装置，装置面向的人则"主动地吸
纳着"性别、阶级、现代性等的表征。(1987：13）因此，二嬷为
之挥汗、为之卖血的电视机就是一种技术，它极大地改变了二嬷这
种农村人的生活：即便她们不常使用这台机器，电视机也带来了新
的欲望，启发了她们想象生活的新方式。中医同样如此，虽然其疗
法的科技含量较低，但它远不止是某种观念体系或古代文献。中医
汇集了一系列实实在在的治疗干预，治疗由病人亲身接受，因此拥
有改变病人身体生命的力量。换言之，中医属于广义的技术。

　　中医技术当然也能塑造主体。我曾在其他文章中探讨过改革开
放时代中国医疗实践中的主体性转型，我认为，在毛泽东时代"塑
造新人民"的激进计划逐渐式微之后，官方支持的制度体系（如中
医）也开始以新的方式塑造人民。[1] 治疗疾病的并不只是草药或针
灸，中医的治疗同时也在干预着身体生命，以独特的方式管理着
身体资源、身体精力（如体液、能量等）的经济循环。相较于二嬷
的血液，充盈并建构着中医身体的物质（如血气、精液、痰、风
等）可能更加难以商品化。然而，这些物质服从于消耗与充盈的循
环。对于这些可以排出体外的物质，愚蠢的挥霍将导致慢性疾病或
短命早逝。[2] 尽管大部分接受中医产品和服务的人们并不了解中医

1　1976年，毛泽东逝世、"四人帮"倒台，关于其后中国的文化转型，可参考如下专
　　著：Anagnost 1987, 1989, 1994; Schein 1994; Wang 1996; Zha 1995以及Zhang 1997。
　　编著方面，Deborah Davis and Stevan Harrell (1993), Stevan Harrell (1995)以及Perry
　　Link et al.(1989)都值得参考。我本人最近的一系列文章（1994a, 1995, 1996a, 1996b）
　　把八九十年代的中医发展和这些广义的变迁联系到了一起。
2　当代中医诊治的大部分疾病都属于分泌失调。诊断的难点在于，找到发生失调的
　　身体功能系统，以及需要正常分泌的身体物质。关于这些技术问题的更多细节，
　　见Farquhar 1994b, Kaptchuk 1984, Porkert 1974以及Sivin 1987。

关于身体资源与自我管理的理论，中医专家和患者之间仍然共享着某些特定的逻辑。下文我将探讨的各类材料表明，此类逻辑是经济性的。

医药、技术与日常生活

在今天的中国，草药煎剂或多或少地成了标准化的治疗手段和治疗药物，让中医专家（本文探讨的正是其中分支之一：男科）掌握的隐秘知识成为实实在在的行动和物质。病人获得并服用中药过程中牵涉的人、事、物可谓范围甚广：诊所、医师、方子、制药者、售药者、药师、教育机构、出版商、药品广告、同事关系、医保文件，还有（绝非最次要的）病人及其亲友。上述复杂网络的每个环节都涉及各类"非医疗"问题，以及随之而来的谋划、恐惧与渴望。

其实，将"传统中医"的社会装置从更广阔的社会场域中抽离，意味着严重扭曲其存在的历史形式。通常，由患者观点视之，中医草药只是技术，它们不过是日常生活的一小部分而已。服用中药的人无须掌握中医领域的逻辑与知识，他们对中药的需求通常只是工具性的。[1] 人们需要中医，最直接、最重要的原因就是中医可

---

1 患者如何理解疾病？这种理解会在我们甄别和健康相关的行为中扮演何种角色？这些问题在医疗人类学领域引发了极大关注。相关文献中有不少采用了"解释模型"这一术语，认为"临床过程中的所有参与者都会认为，存在着疾病的发病期和治疗期"（Kleinman 1980: 105）。在一篇已经成为本领域经典的论文中，艾伦·杨（Allan Young）讨论了解释模型的局限，并提出了更全面的研究方法，主张区分"医疗信念和实践"（1976）。尽管如此，相当多的人类学家和卫生研究人员认为，解释模型只不过是众多问题中遭到过度简化的一个因素而已。（转下页）

能有用。谈及对某位医生、某种疗法是否满意，病人的评价常是肯定的。但据我们对日常生活的观察，即便对慢性病而言，人们也甚少关心专业医学问题。

　　日常生活是最难把握的领域，对民族志研究者而言同样如此。我们往往不愿意从自己（可能并不典型）朋友或东道主的习惯中草率地概括结论，面对系统性选择的众多家庭，我所认识的田野调查者都不会迂腐地记录下所有细枝末节。其实，在田野调查的过程中，我们很快就会发现，同任何重大事件的戏剧性叙事一样，"日常生活"同样充满想象。把庸常生活想象成实践的某个单独层面，这种先入为主的武断做法会在日常活动与更广义、更宏大的问题之间造成割裂，并且会牺牲前者服从后者。比如，把个人卫生习惯归入单独的领域，而非关于吸引力的特定文化焦虑。又如，把洗碗仪式与资产阶级对"清洁家庭"的执念相分离。文化人类学家的田野笔记绝不会巨细靡遗地记录"土著"消磨时间的具体细节，相反，笔记会记下各类故事片段，日常生活在这些故事中发挥着重要的作用："报道人"将各类碎片连接在一起，形成更大的故事；民族志记录者收集同一事件的多条线索，最终将其汇聚为对文化的阐释；纪实电影创作者则试图让观众理解符号批判的意义——无论何种情况，日常生活都是这些故事的背景与情境，而且总是若隐若现，成为更大蓝图的支撑部分。

　　在这篇文章中，文艺作品中的现实刻画是我研究日常生活的途径之一。中国电影和文学作品的创作者勾勒出了现代中国"日常生活"的常见图景，我将采纳他们描绘的形象，吸收他们对现代中国

　　（接上页）这些问题包括：医患关系、服从性以及求医策略等。关于这个概念最近的一个讨论，见 Good 1994: 52—53。

各类困境的洞见分析，由此推进我个人的民族志研究。庸常生活总是已然建构的，只要我们认同这一点，文艺作品建构的现实主义就能让生活展现出可供分析的多元样貌。就此而言，电影尤其有用，因为电影的每帧画面都必须填上些什么。现实主义电影建构出这样一种日常生活：它可以让那些身处共同、类似或至少相关处境的观众深感信服。留心电影故事的次要情节、小角色与次要场景，我们就会发现日常生活的常规惯习，这些庸常的生活场景也让中国的观众与读者深感亲切。《二嫫》的时空设定是 20 世纪 90 年代改革开放时代的华北农村，这部电影就让中国人备感亲切。与此同时，电影也对当时中国社会更深层、更广泛的困境做出了深刻的分析。在《二嫫》当中，中医技术扮演着重要的角色，所以这部电影如同民族志研究者一般极佳地呈现了"情境中的医药"。

　　我将探讨《二嫫》里草药技术的日常层面，聚焦此类药物在真实（或足够真实）生活中的运用。而后我将转向男科，这一领域最近开始得到某些著名中医学者的关注。男科是新兴医学领域，毫不令人意外的是，作为一门学科，其诞生正是伴随着计划经济话语的式微与市场经济个人主义的兴起。然而很有意思的是，中医男科是从古代思想与古代典籍出发解释、治疗阳痿的。改革开放时代，无论是在大众文化领域，还是在男科当中，中年男性的能力都是一个重要的问题。所以，我将在后文中回到文艺作品对于性、权力与历史的分析，借此思考传统与医疗技术在抚平社会创伤、弥补经济损耗方面的能力。

　　尽管在某种意义上，二嫫是本文探讨的核心人物，但本文其实更加关注男性，尤其是那些在毛泽东时代（即 1949 年至 1980 年左右的 30 年）成长并掌权的男性。在计划经济体制中，这些男性曾作为人民公仆而执掌权力。在竞争激烈的市场经济中，他们发现自己如今已缺乏有用的技能。

二嬷买电视

　　二嬷是个烦心事很多的农村妇女。她卖力地制作麻花面，在附近的集镇上售卖。她的邻居是个悍妇，会朝正在晾晒的麻花面上泼脏水，但悍妇的丈夫瞎子倒是非常和善。二嬷的丈夫曾经是村长，如今性无能。二嬷最大的心愿就是买台比邻居家更大的彩电，这样自己的儿子就不会跑去别人家看中央台的晚间节目了。在上述庸常琐事的基础上，周晓文导演建构出颇具深意的电影画卷，探索着改革开放市场经济时代的商品化、性，以及乡村权力／无能的问题。

　　中医在电影中扮演着极为写实的角色，推动着周晓文对中国当下困境的呈现。[1] 电影开头我们看到，二嬷的丈夫村长似乎已经为治疗阳痿喝了两年中药了。邻居很清楚村长的病，瞎子的泼妇老婆总是拿这点取笑二嬷。但二嬷的回应则是，至少自己家有个带把儿的，她们家却只生了个女儿。村长并不参与这些口舌之争，事实上，他总是沉湎于抑郁的情绪之中，几乎不发一言。只有在人们叫他"村长"时，他才会咕哝几句：早就不是了。村长无力参加任何生产活动，可谓是退休干部的典型代表。曾经的他非常善于组织人民群众参加集体生产，如今一切都市场化了，他只能依赖自己勤劳能干的妻子，填补精打细算的家庭开支。

1　我之所以敢把这部电影对中医药的刻画称作"写实"，完全是基于自己过去十几年在广州、北京以及山东农村的田野调查。尽管当时我的民族志研究主要关注学术与医疗机构中的中医实践，但我非常熟悉那些日常使用中草药的朋友，我确信电影对细节的呈现没有问题。

　　随着二嫫在外打拼的故事推进，镜头时常回到村长家里，对准炉子上熬着的中药。陶土做的小锅，有着尖尖的嘴儿，专门用来熬制中药。陶锅在火焰上冒着蒸汽，定格的镜头提醒着观众，煎药这门技术是多么的费工夫、耗燃料。尤其在华北农村，木材稀缺，煤炭昂贵，熬药更是费力。二嫫夫妇间的交流总是围绕着药，以及村长对药的不满：喝了两年多了，一点用都没有，还总要加糖，否则根本难以下咽。尽管如此，村长还是让二嫫每天都熬药，二嫫也会照做，毫无怨言。

　　实际上，中药似乎是二人婚姻生活中唯一按部就班发挥作用的事物。在一组流畅的镜头中，二人就花钱发生了争执。一如既往地，二嫫占了上风。村长尖酸地反问她："你咋就不像个女人？"二嫫自然也毫不客气，回敬他"不干男人的事"。可是，两人争吵的时候，二嫫还在为村长准备中药。不多久，二嫫就出去做麻花面了。她先赤脚和出面团，然后再用一个很大的手工模具用力压出面条。二嫫做面的场景具有明显的情色意味：和面的时候，镜头对准了二嫫的玉足；压面的时候，镜头重复着二嫫俯身用力的动作。夫妻争吵、二嫫做面之后，镜头切到了村长的画面：他光着身子坐在床上，被子随意地半裹着肩膀，沮丧地啜饮着汤药。在这一情境中，导演运用了电影语言中关于鱼水之欢的经典隐喻，以转喻方式凸显了二人婚姻生活的破裂煎熬。

　　与之形成鲜明对比的是，后来二嫫与瞎子的性爱场景却几乎剔除了一切具有情色意味的电影符号。同充满魅力的年轻邻居相比，二嫫对县城最大的那台彩电拥有更强的欲望。商品欲望、市场竞争紧密交织着乡村社交与家庭忠诚催生的欲望动机，在电影中得到了复杂的呈现。在观众看来，二嫫和瞎子老婆之间鸡毛蒜皮的争吵在乡村可谓家常便饭。而在刚刚开始市场化的乡下，二嫫那种斗过邻

居、自己为儿子买电视的想法也极为正常。相对而言，村长生病的
剧情只不过是电影中并不重要的部分。在计划经济时代，村长这样
的人可以大显身手。但电影以一种极具 1990 年代特色的方式将这
类人物变为大时代的小注脚，使之成为获取现代技术、积累个人财
富这一时代洪流中的边缘角色。然而归根结底，财富也好，技术也
罢，这些进入乡村的新事物都不足以改变那些带来不公与争斗的既
有格局。正是这些无法改变的旧事物，让二嫫和瞎子的生活过得无
比艰辛。在电影中，周晓文对使用价值的异化和商品社会的拜物提
出了老道的马克思主义批判。电影的结局非常含糊，看完全片，观
众并不清楚未来能为二嫫（或中国）与技术之间的关系带来什么。

　　作为电影中的另一种技术，并不新奇的中医获得了充满反讽意
味的小胜。电影最后，二嫫也表现出虚弱无力的症状：劳累与执着
消耗了二嫫的精力，电视在屋里安装完成之后（电视放在土炕上，
占用了家人睡觉的地盘，就连面勺也用来安装天线），她开始变得
疲弱乏力，最终倒下了。虽然二嫫病倒了，但全村群众还是兴高采
烈地来她家观看中央电视台的春节晚会。村长很高兴，因为他又成
了领头羊。村长安排着村民的座位，让人想起往日群众聚会的场面
（以前村民聚集是为了生产，如今却只是为了消磨时光）。村长还
熬起了汤药，关心地给二嫫喂药。

　　这一幕让电影尾声更显暧昧：在现代中国的消费社会中，二嫫
获得了代价不菲的险胜。与此同时，村长也暂时重振雄风，至少是
得以重展才能。但是，村长毕竟是曾经管理群众的退休干部。观众
不会反对的是，未来并不属于老干部，而是属于年富力强的生意人
（其中不乏女性）。只不过，这一未来未必乐观。

　　村长的病根是一种更深层的病症，一个无法挽救的事实：他成
长于计划经济时代，如今那个时代早已落幕。关于此类病症的治

疗，电影毫不乐观，但村长还是坚持喝着汤药。这种医疗技术到底是什么？它要治疗什么？下面一节，我将聚焦男科的某些问题，而它们也是中医领域近来出现的新问题。

中医关于性别与病因的论述

在现代汉语中，男性生殖器通常叫作"阴茎"。[1] 提及男性生殖器，中国古典文学同样会使用这种植物隐喻。比如，明代那些著名的色情小说会将其美化作"玉茎"。在汉语这门充满农作物隐喻的语言中，身体部位会和植物部位联系到一起，这一点毫不令人奇怪。在传统中医的专业术语中，两千年前的有机意象至今仍然盛行，表明了"天"与"人"（如同文献学者的说法）之间有着巧妙的、系统性的延续。但中医的隐喻语言最常强调的植物部位并非可见的茎，亦非表面的虚弱，而是隐而不显并且处于病理失调状态的病根。普罗大众和中医专家都会认同，"西医"只会快速治标，而中医则能治本——既是病之根本，就更关乎全身，起效也更加缓慢。

无须成为中医，我们就能发现这种植物意象在应对阳痿问题时不一定管用。不止一种医学传统试图发现这种病症（或此类病症）的系统成因而非局部病因。表面上看，阳痿似乎病症明确，但隐藏的病理失调非常复杂多元且难以察觉。同样隐秘复杂的，是将其与各类家庭秩序、父权秩序中的无能焦虑相联结的文化联想。尤其在资本主义社会，正如马尔库塞早就说过的，性能力很难同其他能力

1　这个词当中的"阴"通常和"阳"成对出现，表示自然界的动态对立。尽管"阴阳"意义上的"阳"通常指男性，但在现代标准汉语中，涉及男女两性生殖器时，词首通常是"阴"。所以，我这里把"阴"译作"sexual"。

区分，对很多人而言，性能力难免和幸福混为一谈。（1955: 41-42）

　　20世纪80年代早期，我在广州学习中医药。老师和同学都向我强调，中医必须"求本"。这一经典而权威的比喻可谓无懈可击，[1]无数已发表的病案讨论都会坚称，治法之所以有效，是因为医生找到了病根，亦即病理征候隐而不显的根本成因。中医临床教材通常都会指出，必须区分病症本末。一旦分清病症本末，就能开出对症的方子。找到首要的病症对症下药，次要病症自然亦会随之缓解。

　　在中国大众的认知中，中医可以治本，这一观念并非仅仅基于医生的医术。事实上，至少从20世纪30年代开始，"治本"就成了医疗广告的常见话术。在改革开放时代的经济政策下，小诊所如雨后春笋般出现，以至于医药广告铺天盖地般出现在八九十年代之交的大街小巷。目前，中成药（大多数至少包含一部分中药成分）是广告中最常见的药品，其中最受欢迎、最为昂贵的，就是所谓的补药，旨在改善中老年男性的整体健康和房事能力。此外，电线杆上出现了牛皮癣般的小广告，吹嘘着治本的医术，专门针对性病、阳痿、体臭之类的难言之隐。那么，男科要根治的到底是什么"本"？对此，最全面的男科教材明确地回答道，这个根本就是所谓的"精"：[2]

1　汉代著作《素问》的第二卷第五章可以找到这句话（见山东中医学院、河北医学院1982: 62）。

2　在同时期的另一篇论文（Farquhar 1996b）中，我指出，某些权威的男科教材也将外阴视作"根本"之一。尽管我们现在关于"根本"和"精"的讨论更多聚焦于"纯粹"意义上的男科，但必须注意的是，和八九十年代所有的中医分支一样，这个学科的知识完全是杂糅的。所以，我们一边看到运用"西医"解剖学做出的详尽分析，一边又能看到依据汉代医学典籍对人体动态生理做出的笃定断言，这种现象极为寻常。"纯粹"中医也好，"科学"西医也罢，回应的都是当代"中"医错综复杂的政治、临床与知识处境。

精是构成和维持生命活动的根本物质，《素问·金匮真言论》篇："精者，身之本也。"《灵枢·本神》篇："生之来谓之精"等"均为先天之精"的概念。《素问·经脉别论》篇所述"散精于肝""淫精于脉""输精于皮毛""毛脉合精""脾气散精""水精四布"等则包括气、血、津、液、水谷精微在内的精微物质。所以，精有广义之精和狭义之精。广义之精含精、血、津、液等，是人体生命活动的基本物质和动力；狭义之精为肾精，主生殖发育，生脑髓，化元气、舍志，是先天之精，真气之根……（王琦、曹开镛 1988: 8）[1]

要想用英语清晰易懂地解释这段话，我们就会离题甚远。[2]也许我们只需指出，精遍布全身，同时又是活动的某种或多种形式，这一观念完全无视解剖学的习见。中医最经典的身体观认为，身体是各类进程交互作用形成的复杂活动。要想理解身体的生理活动，就必须亲身经历，由此分析各类迹象、症状乃至主观感受。相较于其他医学理论，比如现代生物医学理论，这种活动性的身体观能让人更好地理解诸如阳痿之类的生理无能，即便是我们这种非常不熟悉中医话语的人同样能够感到豁然开朗。由于身体的核心成分与功能既可以饱满充盈，又可以逐渐衰竭，我们就可以很自然地将情志、活力与能力的寻常变化同自我管理的日常行为联系起来。换言

---

1 在这段引文乃至本文全文当中，中医术语的英文译名都做了首字母大写处理，我们希望以此表明，这些术语的中医语义和英语普通语境中的含义差别甚大。

2 席文（Nathan Sivin）讨论了中医典籍中"精"的概念，其论述极具启发意义。见 Sivin 1987: 164-165。他颇具洞见地分析了这个"变化多端"的物质实体，但他的说法和这里的引文，乃至他本人书中相关章节（1987: 242-243）的翻译材料都不尽一致。

之，个体可能会选择耗费生命，也可能去选择保存生命，这种选择有助于我们理解身体经济的衰竭或充盈状态。

男科文献不会否认的事实是，精对男女生理同等重要。当然，上述关于精的定义在确立并自然化性别差异方面用途甚微。但是，这些文献还是会不时地提出这样一个有趣且性别化的表述："精为男性之本。"（王琦、曹开镛1988: 8）中医理论认为，精在所有生理转化过程中都具有核心地位［"肾既藏先天之精，又藏后天之精，为生殖发育之源。精能生血，血能化精，精血同源，互相资生，是生精的基础"（王琦、曹开镛1988: 9）］。既然如此，将"精"视为独属于**男性**生理的物质就很奇怪了。与之相对，妇科常将"血"视作独属于女性的根本物质。正因如此，妇科才会将关注点集中在月经调节、孕期营养、出血控制等问题上。从上文所述精血之间相辅相成的关系中，我们可以想象出关于性别关系的各类动态理论。同样，中医生理学也为我们带来了关于生理机能的各类隐喻，这些隐喻也可以让理论研究者受益匪浅。中医理论包含了难以胜数的寓言，由中医视角观之，身体物质是所有人类生命都必不可少的，其作用同生理转化过程密不可分。但男科也好，妇科也罢，人们总会限制理论的想象空间，将某种身体物质视作某一性别独有的根基。

这种知识碎片算不上什么真理，只能算临床医学的经验之谈。最重要的是，在中医看来，病根是实在的，医治疾病首先应聚焦于发掘致病根源。病人和医生都可以忽略一些理论问题，比如，身体物质与身体功能的组织方式在女性和男性中有何差别？——据我观察，没有中医关注这个问题。即便如此，"精为男性之本"的指导原则却能让具体的医生在应对具体的男性疾病时有据可循。归根结底，男科的主要对象是男性。具体而言，是中老年男性——我在男科见到的绝大多数男性都早已度过了婚姻的早期阶段。正如新型阳痿药物"伟哥"（万艾可）的流行所表明的，阳痿是 40 岁以上男性群体中极为常见的疾病，中国男性自然也不例外。前往男科问诊的男性可能更关心同男性气质相关的疾病，而不是育儿能力的问题。而男科医生则倾向于按照古代的方式理解"精"：精既是（显然由男性身体产生的）精液，又是"构成和维持生命活动的根本物质"。

关于"精"和现代男性气质，中医理论的特别之处在于，它将物质之"精"（精液）关联至全身的生理活动。这些活动既包含了生殖与生长（包括毛发生长）的过程，又包含了身体中的生理转化过程，甚至包含了身体储藏意志（"肾藏精……舍志"）并作用于意志的能力。依据中医的古老逻辑，如果某一失序的总体生理来源得到矫正，那么具体症状便会自行消退。精和气息息相关，如果肾（尤为重要）、肝、脾胃系统中精气的产生、分布达到和谐、旺盛的状态，那么患者就能痊愈康复，毫不费力地排出精液，这不过是健康的副产品。

下面这段引文源自一本阳痿诊疗手册，它清楚地说明了上述观点，并将其理论追溯至两千年前的中医典籍：

> 阳痿乃七损之一，"七损……臻欲之而不能，曰费"（《马王堆医书考注》）。致病主要由气血不能畅荣宗筋，阴茎充盈无能所致。《医心方·卷二十八》载："玉茎不怒，和气不至；怒而不大，肌气不至；大而不坚，骨气不至；坚而不热，神气不至。"可见阴茎的兴举用事，与肝、脾、肾、心诸脏密切相关。（石志超 1993: 5）

这种联系跳脱了陈词滥调的窠臼，不再重复强调良好的性能力需要总体健康。根据这种观点，各类全身性的体系都会产生"气"，亦即生命能量。诸气汇聚于身体活动之中，阴茎才能正常地兴举用事。阴茎拥有诸多根源，每个都无比重要。

此外，引文提到的气之"不至"暗示了某种关于物质与效能的经济，这种经济在男科著作探讨控制射精、延迟射精的技巧时显露无遗。中医常将梦遗视作疾病，其严重性与阳痿无异，因而中医也将梦遗归入阳痿的征候。这也表明，医生和病人都非常关心射精控制的问题。无论是我引用的教材、各类性爱指导手册，还是关于古代房中术的学术研究，都坚定地主张性生活"节制"。其理论主张男性训练性交而不射精的能力，其目的在于保存精液，使之参与其他生理循环。[1] 挥霍精液也就浪费了珍贵的、生殖性的身体物质，而这种物质具有难以替代的意义。限制精气损失就能遏制死亡，至少能延缓衰老。

保存身体能力、身体物质，以此获得健康，这种做法具有广泛的经验感召力。衰老让人对耗竭感到忧虑，我觉得，就算没有专业术语来表达这种情感，忧虑依然存在。但是，中医精气经济的逻辑同样与古代中国的社会秩序十分契合。过去六百余年的证据表明，相较于大部分个体，至少精英与中间阶层更为看重家族谱系的代代传承。通过子子孙孙代代相传来延续香火的目标当中，包含了维持、延续年长男性能力（各种意义上的"能力"）的关切。对此，富人的策略是通过纳妾来生养诸多备选子嗣。即便是只娶得起一名妻子的人，也会让长子保持健壮，避免族长身陷重病时可能会出现

1　此类技巧源自道家的长寿术。见道格拉斯·怀尔（Douglas Wile）对中国房中术历史的概括介绍（1992）。性高潮、怀孕和分娩时，女性也会耗费精气。因此就出现了各类保健药和强身术，可以帮助人们避免因纵欲过度或生育过劳导致的早衰或慢性病。见夏洛特·弗思（Charlotte Furth）即出的专著。

的治家和财产争夺。这些情况过于复杂，本文无法详尽展开。[1]我只想指出，现代"男科"中吸纳的某些性—医学技艺其实源自更古老的时间—身体组织，亦即某种更古老的社会秩序。在这一秩序眼中，传宗接代才是最重要的问题。对古代社会而言，拒绝直接的性满足，培养升华而精微的快感，以此确立有机整体（由不同代际、不同类型的身体构成）的能力，也是自然而然的事情。

　　关切超个人群体的长期健康，以此使社会得到繁衍，这种家族主义逻辑在20世纪的政治经济转型中遭到了挑战，却并未遭到完全革除。这一点在《二嫫》中表现得也很明显，即便其时空设定是在市场化浪潮方兴未艾的20世纪90年代。关于家庭与投资，二嫫和村长有着不同想法：二嫫决定买下电视机，不仅为了斗过邻居，更为了满足儿子的心愿；村长则想用积蓄盖座新房，在他看来，"房子是个厨房，电视机只是个蛋"。对二嫫那种刚愎自用却鼠目寸光的消费主义思维，村长极力反对，坚决要求盖房，因为大房子既能让他们拥有更多的生产空间，又能容纳儿子将来的家庭（这至少是十年后的事了），并将家族产业延续下去。村长盖新房的愿望终究是落空了，但我们在这愿望中不难发现中国乡村社会思想认知与思维惯习的整体结构。在这种结构中，要想将投资策略从父权家族主义解脱出来是不可能的。

　　村长与二嫫的家代表了某种失能"父权"领导的家庭，也是现代中国社会至关重要的文化与管理单元。从20世纪70年代集体主义逐渐式微的时代开始，尤其在农村地区，此类家庭是政府干预的基本经济单元与目标。（Davis and Harrell 1993; Kipnis 1997）他们是人口普查的计算对象，做着小生意，有自己的一亩三分地；对政府

1　见《红楼梦》（又名《石头记》）中绝佳的例子。

主导的计划生育和疫苗接种，他们可能积极响应，也有可能阳奉阴违；公共资源（如赈灾物资和教育资源）也是经由他们才能到达家庭成员。此类家庭的自然地位源自更古老的家庭组织和农业生产，如今这种自然地位得到了一定的恢复：在计划经济时代，国家曾经试图使个体政治化。比如，妇女与青年的政治地位就在这段时期得到了大幅的提升。可是现在，人们却将那段时期视作历史的歧途。如今，人们又自然而然地将家庭（包括村长梦想的家庭）视作或衰败、或兴旺的所在。对解放前的农村社会而言，家庭的兴旺归根结底指的（曾经）是子嗣的兴旺，而其他资源的汇集主要也是为了保障家族人丁兴旺、香火不绝。国家主导的计划生育政策改变了这种家庭结构，为改革开放时代的经济活动带来了新的困扰。类似《二嫫》的电影中时常展现出某种悲观情绪，从中我们也不难看出这种新的困扰。

在毛泽东时代试图革除的旧秩序中，家族结构处在秩序的根基位置。正因如此，我想先讨论如下问题：社会主义、国家项目，以及中华人民共和国早期的性问题。

塑造新人

毛泽东时代国家规划的宏伟蓝图已为世人熟知（Meisner 1982）。1949 年中华人民共和国成立后，国家贯彻落实了不少理念构想，其中之一就是"人民"。[1]"人民群众"既是党所有工作的服

---

1 思想史表明，现代意义上的"人民"概念早在19世纪末之前就在中国出现了。但正如本文讨论的，直到1949年之后，这个概念才得到官方的大力推广。

务对象，又是组成国家的根基。社会主义革命将人民群众从"封建"家族的压迫中解放出来，人民既是一切历史行动的支柱，又是所有政治合法性的来源。当然，人民需要指引，尤其是毛泽东思想的指引。毛泽东思想向人民群众学习，汲取人民的智慧，继而为群众带来新的抱负、新的团结。通过国家教育机构，毛泽东时代的中国试图"塑造新人"，这一任务直指主体性与经验的最深处。

　　直到最近，才有学者注意到中国革命"塑造新人"计划在性别与性方面的意义。文学批评家孟悦指出（1993），毛泽东时代的文化包含了明显的"去性化"倾向［我认为她是在马尔库塞（1955）意义上使用这个术语的］。通过考察 20 世纪五六十年代的社会主义现实主义文艺作品，她指出，毋庸置疑，在中华人民共和国刚成立的几十年内，社会主义文学是一种手段。凭借这种手段，"国家话语剔除了一切可能出现的个人话语或个人表征，由此取代了公共话语的位置"（Meng 1993: 118）。孟悦进一步指出，虽然性别对国家规划而言非常重要，但"性"遭到了彻底的清除："一方面，借助女性，国家政治话语渗入欲望、爱情、结婚、离婚与家庭关系之类的私人领域；另一方面，通过对性、自我、个人情感等问题的限制与压抑，国家政治话语又将女性转化为某种行动主体，借此使欲望、爱情和家庭关系等问题变得政治化。"（1993: 18）孟悦的分析强调了压抑与去性化，但毛泽东时代的愿景同样包含了自身的情欲成分。在 20 世纪六七十年代的各地社会主义现实主义海报中，"欲望、爱情与家庭关系的政治化"以及其他各类国家宣传艺术形式可谓随处可见。在此类艺术形象中，人民群众容光焕发、笑容满面，朝共同的方向大步前进。在此类形象的感召下，人民将欲望转化成了某种宏大革命的想象。在这样一个宏大的背景下，在建设水坝、开发油田、发动群众运动乃至学习毛泽东思想以"提高政治觉悟"

带来的激动、战栗甚至兴奋中，个体的愉悦变得轻如鸿毛。中国革命一度曾致力于带领"人民"甚至全人类，无论男女，超越自由主义个体主义与小资产阶级情调，实现健全的集体主义。这种集体主义将全面掌管日常生活的方方面面，为其赋予肉身与政治的双重意义。在这种无所不包的情欲愿景中，能力只能是人民群众的能力。

改革开放早期，作家一方面抗拒着毛泽东时代集体主义对个体的无视，一方面服从着对整个 20 世纪中国艺术而言至关重要的国族寓言。某些作家仍将国家权力与性能力联系到一起，但采取了批判的创作方式。1980 年代，对阳痿问题最深入的文学刻画就是张贤亮的《男人的一半是女人》(1988)。该小说最早在 1985 年出版于中国大陆，在由毛泽东时代国家主导的艺术实践向改革开放时期批判写作的转型过程中，这部小说占据着微妙的居间位置。小说情节大致如下：老章是身处中国偏远内陆的一个政治劳改犯，多年的身陷囹圄让老章年近四旬仍是处子之身。后来老章娶了另一个劳改犯，却在婚后的几个月都无法顺利行房，于是夫妻之间产生了极大的嫌隙。苦闷的老章找到了曾经为人类干活、如今开口说话的杂毛老马，探讨了很多深入的哲学问题。终于，洪水来临，老章挺身而出英勇救灾，成了挽救人民生命的英雄。回家那夜，老章和妻子终于顺利行房，他也因此获得了家中通常属于男性的实际掌控权。故事至此也将昔日的逻辑推向极致：一旦男主人公成了劳动模范，他就会因为服务人民而获得个人权力、肉体快感乃至男性特权。尔后（这时，改革开放时代的思想分歧出现了），老章开始在批判写作和（也许还有）倡导民主中畅想更个人主义的（当然也是厌女的）的超然生活。男性气概已然无虞，老章便将床第之欢和娇妻抛诸脑后，重新踏上旅程，开启了回归公共领域的流浪生活。

小说出版并大获成功的时间是 1985 年，某些学者将这一年视作改革开放时期的转折点：自此之后，曾经主宰文学创造乃至语言本身的"毛泽东时代风格"最终走进历史。（Li 1991）也许小说作者在自己的国族寓言中夸大了集体主义体制强加于无奈个体身上的严厉程度，但他准确地抓住了毛泽东时代合法性话语的基本逻辑：一切权力、能力与效力都源自人民，唯有主动融入集体、为集体服务，这些权力、能力与效力才有意义。当然，小说后来带领读者离开了毛泽东时代：男主人公抛弃了本可以和妻子共同生活的传统家庭，离开了本可以在劳教农场继续服务的社会主义集体。他独自上路，前途渺茫，但远方一定有更具男性气概、更超然脱俗的个人生活。

《男人的一半是女人》并没有在孟悦的意义上将集体秩序刻画为"去性化的"存在。1985 年之前，人们无疑拥有性生活，也生了很多孩子。人们当然也默默地彼此爱慕、互相憎恶，享受着花样繁多的幻想生活。[1] 不过，毛泽东时代的欲望秩序极力压制着私人活动的空间。从新中国成立开始，国家就明确意识到，家庭稳定对维系政治稳定至关重要。1950 年代早期，所有的妓女和游手好闲者要么改邪归正，要么得到处理。自此之后，几乎所有人都生活在家庭当中。家庭是最基本的社会单元，由此出发，国家通过人口普查、户口制度等手段管理中国的巨量人口。此外，结婚和离婚都受到严格的控制。1980 年代中期之前，在 25 岁以上的人群中，几乎

1　在毛泽东时代的电影中，幻想发挥了很大的作用，尽管内容总是政治正确的。毛泽东时代结束后，更为私人化的文学作品大量涌现。这也表明，尽管人们很少谈及幻想，但即便是在改革开放之前，丰富多样的幻想也存在于社会生活之中。20 世纪 80 年代，隐私与个性重新出现在文学作品中，但对欲望与政治之间关系的顾虑仍然是个大问题。关于这一点，可见张洁《爱，是不能忘记的》（1987）和张弦《被爱情遗忘的角落》（1983），这两部短篇小说是绝佳的例子。

没有人生活在婚姻或大家庭之外。国家的管束深入每个家庭，隐私几乎不存在。对城市和工业区的很多人而言，集体宿舍是长期刚需。陈旧不堪的城市公寓楼还在不停细分，以此容纳数量不断增长的家庭。农村地区的空间也许更加宽敞，但所有资源都用来发展生产了，住宅用地的开发受到了极为严格的限制。厨房、洗漱、厕所空间都是公共的，非睡眠时间的集体生活强度也非常之大。在这样的环境中，隐私和个人空间几乎不存在。问题关键并不在于人们没什么机会发展个人爱好，问题在于，对人们身处的社会而言，隐私似乎毫无用处，个人事务似乎只会妨碍人民最终抵达真正共产主义的胜利。

爱与激情的语言，亦即能表达欲望的语言，只能是政治的语言。在这种语言体系中，最浪漫的关系就是同志（字面意思为"共同志向"，一个无关社会阶层或性别的词汇）关系。共和国早期，同志成为人们普遍接纳的泛称。于是，每当人们互相称呼"同志"的时候，集体理想以及实现理想的欲望就得以表达。归根结底，也许这种社会关系或欲望的塑造方式并非全然难以理解。人们总倾向于用"崇高化"理论来理解毛泽东时代的中国，但这种依赖"驱力""深度"等概念的弗洛伊德理论仍然囿于资产阶级个人主义思维。它设置了某种自然结构，认为（异）性结合的根本驱力终将向外释放。崇高化机制也许更适合分析（但仍不足以解释）二嫫这样的消费者与近来出现的现代商品之间的拜物关系。我并不想对毛泽东时代中国社会的浪漫关系做心理分析，而是希望想象某种主体性。在这种主体性中，欲望可以自然地导向国家、人民之类的抽象物，也可以同样自然地导向日常生活中的个体。我们不妨这样想，欲望的各类历史形式并非都将导向资产阶级婚姻的局限，也并非必然落入单一"对象"的窠臼。

众所周知，1970 年代早期，中国的"赤脚医生"在全世界范围内掀起了关注基层医疗服务的风潮。作为与孟悦研究的社会主义现实题材文艺作品同时出现的产物，"赤脚医生"所代表的医疗实践并不在意阶级或性别，也不关心专家或学科分野。这种基层医疗服务体系之所以能够成功，其前提在于众多"赤脚"医护人员的服务精神和医疗常识。新中国成立之前和"文革"之后，中西医的区分曾经十分重要。但在"赤脚医生"运动中，为了实现服务所有人民群众的目标，国家转而强调中西医结合，于是两者的分野暂时打破了。在毛泽东时代之前，中医存在着明显的精英优越感，"赤脚医生"运动的出现也打破了这种偏见。[1] 此外，高级西医技术手段能够挽救危重病人的生命，但其社会成本较高，且只能由条件相对优越的人来享受，因此并不在考虑范围之内。毋庸赘言，改革开放之后，阶层分化这一趋势不仅发生于迅速现代化、市场化的西医领域，也发生在中医药界。进口药物成了赠礼（甚至行贿）的香饽饽，中医专家（包括房事医学专家）的出诊治疗费用也越来越高。

市场化自八九十年代开始，在 1992 年后愈见燎原之势，这一进程同时对医学和性别造成了极大的冲击。在中医理论的核心概念中，市场化的影响同样存在："精"成了男性（市场化背景下焦虑的性别）的根本，"血"成了女性（市场化背景下脆弱的性别）的根本。《男人的一半是女人》同样重新定义了社会的性别：老章在私人领域重振雄风的情节意味着，性别不平等重新成为社会中司空见惯的现象。老章和妻子不再是同样不快乐的劳改犯，而是男人和

1　这并不是革命立竿见影的成就。要想了解1949年后卫生部内关于保留专家特权的长期斗争，见Lampton 1977。

妻子：如今，这个男人来去自由，并且天生拥有想象超然生活的能
力。然而，欲望转瞬即逝，也不甘受性别束缚。《二嬷》让我们看
到了过去十余年间出现的新型欲望。比如，二嬷非常迷恋电视机，
在县城商场看到电视机"说中国话"时，她就赞叹不已；电视买回
家后，她又坚持不撕掉屏幕上贴着的"29 英寸"（中国不用英制，
而用公制单位）标志（她对瞎子说："坏了咋办？"）。[1] 而且，她和
瞎子的风流韵事也颇为不传统：瞎子也许真的爱她，但她似乎只想
和瞎子玩玩。中医典籍中的房事技巧也好，公共卫生部门的婚姻生
活指南也罢，节制和养生都是医学文献强调的重点，但这两个生意
人似乎没怎么受到这些理论的影响。

　　中医关于保存与挥霍的性 / 医学逻辑源自传统经济领域，同时
也对后者发挥着反作用。这一点在文章开头提到的电影场景中表现
得极为明显：瞎子给二嬷带了一瓶"防皱霜"，然后他用白色黏稠
的防皱霜涂满了二嬷的面部和肩膀，场面十分滑稽。瞎子是个挥金
如土的浪荡子，他显然没有兴趣为了安宁强健的晚年生活而保存自
己的"精"。而二嬷也同样没兴趣保存自己的身体之本：她愿意大
量卖血（女性之本），然后用全部积蓄购买一台彩电。电影的高潮
只是经济意义上的，而所谓的关系也不过是对商品的私人占有。

"找乐"与私人领域

　　我曾经指出，在中国当代历史的某些时刻，政治、经济、家

1　见威廉·皮兹（William Pietz）关于"拜物问题"的系列论文（1985, 1987, 1988），
　作者对拜物问题的阐述启发了我对二嬷与电视机之间关系的分析。

庭、医学、性等领域存在着某些真实的共性（而不仅是形式上的类似）。我也曾表明，消耗与耗费的经济逻辑在上述领域当中普遍发挥着作用。然而，关于性能力与技术（视觉的、治疗的）的讨论中，快乐与快感的问题都遭到了忽视。深入发掘男科及其根源之一——中医房中术，我们能看到很多关于性快感与性自律（通过控制射精实现）之间关系的探讨。在此，本文不准备赘述这些问题。下面，我想通过北京导演宁瀛 1993 年的作品《找乐》，分析技术（或至少是技艺）、衰竭、根源、传统，以及老年男性的社会处境等问题中的快乐与快感概念。[1]

中文片名"找乐"可以简单地译作"Pleasure Seeking"（寻找快乐）或"Just for Fun"（找乐子）。最近在北京经常能听到这句话。所谓的"乐子"范围很广：可以是最普通的爱好（比如养鱼、养鸟，或在公园打太极），也可以是跑到跨国公司麇集的地区，在酒吧里一掷千金、纵情声色。每个人都有自己的"乐子"。[2]电影讲的是一群老年男子每天到天坛公园唱京剧。刚退休的老韩头曾是京剧院看大门的，他也加入了这群老人。老韩头不仅懂京剧，还特别爱张罗事儿。为了能让大伙儿在冬天暖和地排练，他找到了一个温暖的社

1　在《宁瀛的电影》（"The Films of Ning Ying"）一文中，杰里·怀特（Jerry White）把《找乐》和宁瀛的其他电影称作"当代中国城市生活的低调呈现"（1997: 2）。他还认为，宁瀛的作品"既是讽刺的，又是民族志式的"（1997: 2），而且"几乎处处都是人类学式的"（1997 : 7）。他的观点也支撑了我本人在人类学论述中出于民族志目的而引用电影及其他虚构作品的做法。怀特同时指出，宁瀛在"第五代"导演面临的艰难政治环境中成功地脱颖而出。如今，宁瀛在著名的北京电影学院任教。

2　当然，并不是所有人都有自己的"乐子"。我认识的很多医生都终日为事业忙碌，或是受困于不尽如人意的工作琐事，以至于根本没什么时间像普通人那样"找乐"。关于一些和当代中国的快乐相关的问题，见拙文《服用中药》（"Eating Chinese Medicine", Farquhar 1994a）。

区礼堂。空间有限但人员较多，老韩头不得不制定了各种规矩。于是，在演唱的"步调一致"以及具体唱法等问题上，大伙儿发生了争执：一段过门之后要停顿多久？开始唱段之前包大人要迈多少步？男扮女装时，什么样的手势、仪态、眼神能够最精准、最简洁地表现女性特质？老头儿们想在业余比赛里拿奖，最后什么也没拿到，反而关系变得愈发紧张。大家开始互相指责：不但演唱技巧差，节奏也有很多问题。老韩头一怒之下摔门而去，他觉得这群老头儿简直是无组织无纪律，既无知又自大。社区礼堂要拆掉了，但谁在乎呢？他又能拿什么填补空虚呢？在电影结尾，大伙儿继续在公园墙根下唱戏，老韩头终于还是回到了他们当中。

这部电影显然是中国当下历史的寓言。电影的民族自豪感非常明确：它珍视中国传统戏曲的价值，同时温情脉脉地刻画着街头巷尾、人间烟火的城市——既古老又年轻的北京。不过，相较于电影的深层含义，其表层可能更有意思。

《找乐》首先是一部自然生动的喜剧，向人们呈现了世上最大城市之一——北京的日常生活。在日常生活层面，公园里的退休市民构成了这座城市的标志性特征。宁瀛将北京日常生活的点点滴滴拼接成一部电影〔有评论家将其称作"民族志"风格的电影（White 1997）〕，这一手法既是她个人创意所在，又是北京日常生活的魅力所致。毕竟，老年男性正逐渐成为改革开放时代中国的一大"社会问题"：很多地方将退休年龄大幅提前了，55岁以上的干部走下岗位，年轻干部走上舞台。显然，后者更具备适应经济全球化的专业技能。当然，这些悠闲的男人能领到自己的退休金，他们的妻子则整天为照料一两个孙辈而忙碌不休。他们曾经执掌权力，如今已然毫无用处。退休男性的共同抱怨之一就是，成年子女变得日渐疏远，生活在各自的核心家庭（无论在城市还是农村，核心家庭都日趋主流）。老人和子女已无共同话题，甚至渐渐毫无交集。

　　这种社会性失能一定令人难以忍受，于是"爱好"成了退休男性（虽然退休，但尚未完全衰老）填补空虚的手段。但对大多数人而言，这样的慰藉也是于事无补。但《找乐》似乎在暗示，就算大部分社会资源已经无法掌控，仍有很多事情可以争一争。电影中关于演唱技巧的争执场面有着无可置疑的真实性，它表明，对参与者而言，业余爱好并不止是打发时间的无聊游戏。这里存在着文化传统的问题，而且这个问题一点都不简单。电影将退休男性能力衰退、实力悬殊的生存状况同寻根的爱好联系到了一起。[1] 身为观众，我们能感受到他们对京剧的热爱，却也对他们根本唱不好一小段的窘境感到尴尬。集体活动的尝试失败了，他们满心伤痕、犹豫狐疑。失去了所有的社会权力资源，又学不会唱戏的技巧，无法让看戏的人满意，这些人因此变成了彻头彻尾的传统主义者。在他们看来，如果世界公平一些，如果中国的遗产（既包括集体主义遗产，又包括传统戏曲遗产）能够得到保存，他们就能有自己的用武之地。于是他们并肩奋斗，坚持学习伟大的京剧——它得名于这座城市，却已经日渐失传。在他们的故事中，能力最主要指技能。那么，这些社会边缘的老年男性能不能在未来把传统戏曲表演好？下次比赛他们能不能获胜？他们找到乐了吗？

结论

　　在结论部分，我们要回到《二嫫》，回到周晓文电影结尾的开

---

1 "寻根"是80年代早期兴起的一个重要文学流派的名称。

放式结局。二嫫的努力最终有了回报,故事也因此达到高潮:邻里之间出现了难得的和睦,二嫫买下了电视机,瞎子开卡车把电视运回村里,街坊四邻一起帮忙把电视安装在用来睡觉的炕上,装着天线的木棍竖了起来,村长让人从小学借来了一堆板凳,人们聚在二嫫家看春节晚会。二嫫此时精疲力竭、无精打采,为了得偿所愿,她似乎付出了太多。不过,儿子老老实实地待在家里,丈夫也学会了为她熬药,电视信号、画质也都正常。在电影结尾,二嫫、村长和儿子在屋子一角睡着了,屋里摆满了空荡荡的板凳,电视里兀自播放着夜间节目。一幕有些情欲色彩的场景出现了——外国男女一起洗澡,然后世界天气预报打破了这一幕,随着中央台信号中断,电视画面回归黑白雪花。二嫫醒了,睡眼惺忪地看着电视,好像要弄明白是怎么回事,镜头渐渐推向屏幕,直到画面布满黑白雪花。这时,远处又传来二嫫的叫卖声:"卖—麻花儿—面!"

　　这台电视是毫无内容的技术,纯粹用来拜物的商品。电视机没有解决二嫫的任何问题,只让问题继续存在:东一榔头西一棒槌的小生意仍将继续,邻里之间的较劲也不会停止——瞎子老婆已经催他去买台更大的电视了。二嫫的家庭生活可能会发生变化,在她精疲力竭时,村长也会时不时地重焕活力。即便如此,未来无疑更属于二嫫而非村长。不过,那恐怕不是什么特别值得期待的愉快未来。恰相反,电影暗示着,现代技术只会让生活变得更加麻烦。[1]对于那些永无止境的鸡飞狗跳,电视机当然不会带来任何改变。电影创作者似乎认为,这种吵吵闹闹就是中国农村生活的常态。不仅如此,电视机更开启了新一轮的争斗和龃龉。

1　在某些地方,电影甚至暗示,现代技术可能会要人命。二嫫在县城饭店工作时,一个同事的手就被和面机割掉了(这场噩梦也是二嫫去医院卖血的诱因)。后来,回到饭店那间到处是机器的厨房,二嫫又重新改用双脚来和面了。

瞎子的卡车也是一样，也许它还更好地代表了那种给人很多希望却总是让人失望的技术。电影开头，二嫫去不了城镇集市，但也能卖掉所有的麻花面，收入虽少，但一直稳定。一次坏收成让二嫫手工编织的篮筐在村里断了销路，这个损失当然难以承受。瞎子提出带二嫫进城卖筐，这样利润就会显著提高。可是，收入的增多只带来了焦虑、过劳和争吵。电影表明，技术也会失效。卡车出了故障，在荒郊野外抛锚了，二嫫和瞎子只能在车上过夜。这次故障开启了二人的婚外情，事后二人不得不故意绕路浪费时间，这样才能在合理的时间赶回家里。

《二嫫》里用到的医疗技术可能在疗效上收效甚微，但丢掉一切似乎更难。加没加糖、苦不苦，村长总能尝出药的滋味，而且他也希望，这药最终能够根治自己的病。二嫫为村长煎着药，锅里熬着的汤药是按名医的方子配制的，原材料则来自全中国的山岳森林。名医遵从的医术传统已有几千年历史，国家认证的专家如今执掌延续着这一传统。正因如此，在中国民族主义的历史话语中，中草药是个非常重要的组成部分。能让改革开放前后的民族主义话语共同接受的传统技艺并不多，中草药就是其中之一，京剧也是。

对当务之急而言最有意思的是，为村长提供药方的中医在当下具有了多重意义：中医既能调理修复衰弱的身体，又能为国家的社会困境提供启示。1990年代早期，中国的经济开始起飞，共同的市民社会与国家愿景也开始逐渐成形。《二嫫》这样生动的喜剧电影非常清晰地展现了这种社会状况，在电影中我们看到，两种经济泾渭分明：一边是金钱与技术现代化的经济，一边则是身体物质与社会关系的经济。这也说明，人们对中国现代化的发展状态已有共识。二嫫的存钱罐也好，瞎子的存款也好，新买的大电视也罢，在那些让生活变得难以承受的邻里纠纷与身体疾病面前，这些物质总是那么无济于事。不仅如此，财富与现代化更让人们付出惨痛代价：生活的根基遭受重创，彻底的修复已无可能。

集体主义早在几十年前就已经成形，教育出了一大批村长这样的人民。毛泽东时代的文化计划制造了一批新人，培养了大量的国家干部与基层工作人员。他们既是人民的公仆，又是国家的栋梁。然而，曾经的社会主义新人如今成了中国的老人。千千万万个他们早早退休，面对市场经济需要的快速节奏与个人能力，他们感到难以适应。

对村长这样的人而言，无能既不是想象，也不是比喻。性无能并不是社会边缘化的符号标志，而是宏大而现实的社会问题的内在组成部分。与此同时，中国的作家与电影工作者指出，集体失能并不是只属于守旧派与边缘人的问题。我对《二嫫》和《找乐》的解读也表明，在计划经济的遗产与改革开放的现实之间存在着巨大的鸿沟：前者是高尚的理想与无力的手段，后者则是激烈的全球竞争与乏味的文化技术。这种鸿沟的确存在着，很多观众都对此深有体会。

在这样的背景之下，中医药仍然以微妙方式发挥着寓言的作用，贡献着物质与现实的力量。面对改革开放时代的经济文化需求，这一传统发挥了巨大的作用，我不认为人们可以轻易地给它贴上"进步"或"保守"的标签——难道我们可以如此草率地对待任何一种技术吗？以"精"为例，它是中医阳痿治疗中的核心概念和重要物质。和中医观念中诸多其他物质一样，精既是物质又是功能。精和气密不可分，后者同样既是具体物质又是功能活动。根据满晰博（Manfred Porkert）的翻译，"气"既是有形的能量，又是能量的形式（1974）。无论是古典文献还是现代著作，在大部分语境中，读者都不难领会，"精"既是性交过程中排出的液体，又是"构成和维持生命活动的根本物质"（王琦、曹开镛 1988: 8）。我认为，这一经典理解让结构和功能实现了协调统一。正如席文

（Nathan Sivin）所言：

> 精是气的未定形式，是在各类确定形式之间不断转化的气：它可以是精子，携带着形式与生命，由父母传给后代；也可以是精华，身体从食物中吸收精华，使之服务于个体的生命进程；精还可以是其他事物。蛋饼中鸡蛋的"气"转化为进食者的"气"，我们把这个转化过程中的"气"称作"精"。（Sivin 1987: 164-165）

所以，气在各类形式之间不断变化，转化过程中某个特定时刻的物质—功能统一体就是精。对无权无势的退休男性而言，这是多么有力的形象！无论是草药的滋补对象，还是性爱产生的液体，这是多么有力的物质！对男性而言，精乃是根本。所谓的能动性，指的就是全身心投入（投入全部的体能），从旧形式中创造新形式的能力。如果说中医有其保守一面，那就在于其对连续性的追求上：由身体生产的视角观之，旧形式中何以生出新形式？无论如何，新形式必须出现。这是因为，对中医而言，动态转变的终结就意味着死亡。

中医拥有丰富的当代文献和实践经验，它想要修复的，正是日常生活错综复杂的根基。中医药技术凝结了悠久的历史、辛劳的努力，虽然中医治疗阳痿未必总是有效，但它至少是在运用本土的古老资源来治疗当下一些人经济窘境制造的衰竭。天坛公园的票友唱不好传统戏曲，因此发生了诸多不快。二嬷好不容易买到了电视机，却在无聊的情色电影和世界天气预报面前打起了盹。和二嬷相比，老头们似乎找到了更多的快乐。

何磊　译

第四章　食色性也 [1]

　　"食色，性也"这四个字曾在哲学讨论中出现，但出现的目的是令其立刻再度遁形。[2] 它说的是对食物与性这两种构成生命的基本元素的欲求。这句常被引用的话出自《孟子》（公元前 4 世纪），该书是中国哲学的早期著作中的一部。刘殿爵（D. C. Lau）将其翻译为"对食物与性的追求乃是本性"。此语出自孟子的门徒告子之口，在以这四个字开头的那一小节之前，告子和他著名的老师之间进行了一系列的交流。在这个过程中，孟子质疑了自己学生关于人

1　本文为冯珠娣教授英文著作 *Appetites: Food and Sex in Postsocialist China*（《食色之欲：后社会主义中国的食与性》，杜克大学出版社，2002 年）的导言。该书的中文译本名为《餮餮之欲：当代中国的食与色》（江苏人民出版社，2009 年，郭乙瑶等译）。这一译名处理虽然古雅，但并不准确。首先，"餮餮"原意专指食欲，若以此命名则原书中与性相关的内容将完全丢失；其次，"餮餮"含有对"贪婪"的贬义，有违原书对当代中国食色之欲的细致分析。因此，此次我将标题重译为《食色之欲》。此外，由于历史和学科背景的原因，《餮餮之欲》的翻译存在诸多问题，此次新译并未参照旧有版本，译者对此自负文责，特此说明。——译者注

2　尽管我在这里关注的是中国哲学，但是我认为这种将欲望当作追问更深层问题之辅助的论证方式同样也是大多数欧洲主流哲学的特质（20 世纪的现象学可能是这一趋势下最引人注目的例外）。所以，我在此指出的是哲学中的一种普遍现象，而非仅仅为中国哲学独有。这个问题也不局限于前现代中国的思想体系当中。

性过于轻率的断言之中所使用的隐喻和逻辑。在这四字开场之后，是大段精妙的对话，内容是"仁"和"义"的区别以及前者是否应该视为内在于人。[1]因此，尽管有些直率，但这句话应该被更为精确地还原到如下语境之中："（毋庸讳言）食色，性也。（但是"仁"和"义"之中那些更不容易被识别的特质呢？）仁，内也，非外也；义，外也，非内也。"

紧跟这一断言之后的，是种种取自日常生活之中的例证。因此，食色之欲被提出，是为了论证那些不太平凡的人类特质。它只是一种趁手的说法，用以指代生活经验中那些被理所当然认定为自然的、普遍的、与生俱来的方面。智者们对一些更为困难的问题展开明辨深思，这些问题当中包含种种模糊无形的内容，例如行动的动机和风格，善的本质，以及凡此种种如何能够被知晓、评价。与这些问题相比，不证自明的食色之欲构成了一种绝佳的对照。

我也对这些经典问题感兴趣。但是作为人类学家，我又对这种以日常生活作为隐喻去提出哲学问题的做法心存抗拒。民族志作者的写作传统已经可以深刻揭示社会和文化之间的诸多差异，这让我们能够去想象与北美迥然不同的日常生活。关于人们通常的欲求和行动，总有许多不证自明或看似常识的假设，但民族志作者却不能心安理得地依靠这些假设去理解他者。[2]相反，"不证自明""常

1　为了保持连贯性，我在此处使用了刘殿爵的翻译。但是对于将《孟子》及其他一些儒家早期经典文本中格言式的文体转译为英文的最佳方案，存在很多不同意见（Lau 1970: 160-70）。对于中文文本，我参考了朱熹的著作（Zhu Xi 1987: 465-82）。

2　在人类学描述中呈现陌生的生活方式的细致图景是由来已久的传统，最初的那些民族志田野工作者就已经这样做。泰伦斯·特纳的《社会皮肤》（"The Social Skin", Turner 1980）和布迪厄的《卡柏尔人的房屋》（"The Kabyle House", Bourdieu 1990）是两篇很有影响力的论文，相较于我们学科的先辈们，这两位作者以一种更为严肃的态度去对待日常生活的物质表面。

识""常态"本身恰恰需要被质疑和挑战。

所以，确切地说，我无法同意告子（或更恰当地说，是刘殿爵先生的翻译）随手做出的评判，也不同意他关于食色之欲乃是自然本性的观点。[1] 确实，食色之欲是真实身体的真实感知。但是，只有当欲望与事物（特定的食物或身体行为，想要占有的东西，记忆或想象的场景）相缠绕时我们才会意识到它的存在。当我们（有时是盲目地）追求形形色色的目标时，会相应地创造出诸多境况（conditions），我们的欲望正是由这些境况而独特起来。我们所欲求的东西并不必然是简单、具体、直接浮现于脑海中的事物，它们也可能是抽象的，例如真爱、彻底实现共产主义，也可能复杂如庇护自己的子嗣（直到永远），甚至是不可能实现的，例如写一本有关中国的最好的著作。这些各异的目的为欲望自身赋予诸多形态。一旦我们承认欲求的多样、目的的多变，那么所有的欲望及其对象都将会变得复杂。食与色，以及我们投诸其中的欲望，有必要加以更为细致的关注。

后社会主义时代的欲望

在当代中国的书写与对话中，"食色性也"已经是老生常谈，但它往往脱离语境，服务于不同的目的。这种现代意义上的用法听上去更像是说，"毕竟，食色之欲仅仅是一种自然现象"。换言之，

---

1 刘殿爵在他的翻译中添加了"appetites"一词，更加凸显"食色"与"仁义"概念的对照关系。我认为这是一种合理且有益的翻译策略。但是告子/孟子的本意未必是把吃喝这种事情理解为自然状态下的欲望。不管怎样，还是可以看到社会文化问题的差异浮现出来。

即使存在一些出于正当理由的自我牺牲，我们也不应该期待人会放弃肉身欢愉。此外，这句话所蕴含的看似无懈可击的经典性、权威感，可以用来解释为什么耽于声色是人类社会的普遍现象。

上述观点似乎老套，但在当代中国对其加以重述仍然可谓恰逢其时。仅仅几十年前，谈论个体欲望以及对欲望的沉迷还是禁忌。毛泽东时代的文化在 1950 年代便已建立完备，其意识形态雄心在 1960 年代末 1970 年代初达至顶峰。对这种文化来说，重述旧社会的苦痛，畅想未来社会主义实现时的乌托邦愿景，以及谈论当下的工作、生产、奉献，都是更为适切的话题。有至少二十年，"建设中国社会主义"这一集体性的头等大事统领着生活的各个方面。当然，日常物质生活还在延续，偶尔或私下里仍然可以表达愿望或发发牢骚。但是，非集体欲望的存在以及享受仍然是一件令人尴尬的事。

然而现如今，在"社会主义市场经济"（这个说法看上去非常简洁）改革推进的 1990 年代，对欲望的纵容是不断增长的消费现象当中一个极为显著甚至有些刺眼的面向。也许，除了最年轻一代的消费者之外，这种相对新式的自我放纵依然徘徊在政治边缘，而且有越轨之嫌。

但是，毛泽东时代的话语的一些面向并未消失。从课本到电台节目到《人民日报》官方社论，我们可以在形形色色的正式文件当中发现共产党的道德修辞：倡导集体服务、公共文明，对自私自利的导向心怀迟疑。[1] 虽然在某种意义上说，这种修辞的严肃克制只会让人更容易注意到平凡行为当中存在的许多反差对立：过去和现在，毛泽东时代的禁欲主义与现代中产阶层对奢侈生活的享受。美国人喜欢说，最好的复仇是好好生活。改革年代的中国消费者们看

1　可参考安德训（Anagnost 1997: 75–97）对文明礼貌运动的讨论。

来也赞同。

平凡生活的人类学

　　这本书所探讨的是过去二十年间当代中国城市日常生活以及具身体验（embodied experiences）中，从早期的禁欲主义到经济繁荣的转变何以实现。我的首要目标是在身体及其欲望这个通常被认为在历史和文化意义上变化不大的层面捕捉特定的历史瞬间。我不会以哲学化的方式谈论身体及其能力，我更感兴趣的是历史性、多样化地看待身体感。[1] 虽然孟子和他的学生们可能更多地关注"自然"欲望，但是我感觉哲学化地讨论身体就像是哲学化地讨论是否人性本善一样没有定论。理论无法一劳永逸地解决人性"问题"。但是身体有其历史，只需要一点方法论上的创造性，我们就可以讲述这些历史。

　　方法论上的创造性，把人类学对身体、话语和实践的研究统合起来，此即本书的第二个目标。如前所述，我希望能够呈现历史化、多样化的具身感受（相对于书写一种"身体"哲学），我自己则致力于记述一些历史实践而不是去定义某一理论对象——不是身

1　"身体"宏大而又过于抽象，它只是我在接下来几页中不情愿去进行理论探讨的范畴之一。另外两个是近来被很多民族志关切的"能动性"（agency）和"权力"（power）。布鲁诺·拉图尔（Bruno Latour）和米歇尔·福柯（Michel Foucault）已经分别就后面这两个概念进行过经典讨论（可参考Latour 1993以及Foucault 1978）。这两种相对更加理论化的探讨之所以重要，主要是因为他们号召对能动性（不限于人类个体）和权力（不限于其制度性的形式）在实际经验中的形式展开历史和社会性研究。我在本研究中试图提供此类经验式的解说，历史性地研究具身体验，同时关注那些已经习以为常的弥散性的能动性和权力的毛细血管作用。

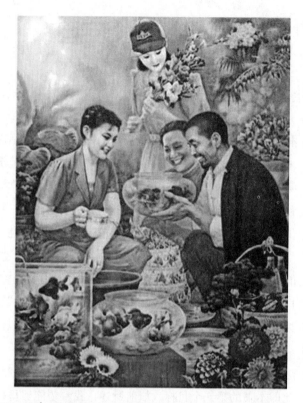

图 1   1990 年 [1] 全国年画评奖的获奖作品之一：张德俊的《新顾客》。轻松的同志关系、休闲活动以及像养金鱼这样非政治性的爱好已经取代了毛泽东时代宣传画中的强势凌厉

体，而是具身的、历史的生活。有人曾经使用解剖学和象征主义的语言去研究那种被设想为客观对象的身体。生理学和现象学都曾阐述过具身问题，那种身体被理解为一般性生命过程，仿佛是经验的

---

1   此处原文所提供的信息有误，张德俊的这张作品是 1988 年第四届全国年画评奖的获奖作品。——译者注

普世基础。[1] 最为理想状态的民族志会明确地拒绝在那些路径里选边站队，但是其混融式的记录却很少清晰地针对具身问题。此外，人类学家总是挣扎着对抗那样一种观点：他们所研究的题目只是遥远异邦的地方性经验。[2] 如果要在动态和鲜活的背景中审视被当作客观对象的身体，如果富有知觉的身体应该被置于历史当中，超越区域研究或对"偏远"（out of the way）地方的考察，那么就必须要扩充民族志的工具箱。[3]

　　我在本研究中所采取的一种方法是拓展并打破不同类型材料的边界，使之服务于民族志文本。流行小说和电影、广告、专业的医学著作、大众健康指南、杂文以及其他各种媒体产品，这些"读物"与我对田野调查遭遇的记录以及对中国研究二手文献的参考各居其位、相互配合。广告、宣传并不会与口头传说以及仍然在日常生活中保持活力的一些传统要素相分离；中国学者写的杂文（作为"本土报道人"的话）与我自己的推测和解释也不存在绝对区别。这是一种带有世界主义意味或巡游式的（itinerant）民族志，但这

1　玛丽·道格拉斯（Mary Douglas）对身体的象征分析的作品堪称经典（Douglas 1966, 1970）。对于过程性的身体，可参考莫里斯·梅洛-庞蒂（Maurice Merleau-Ponty）的《知觉现象学》（Merleau-Ponty 1962）。尽管梅洛-庞蒂的一些精彩的书写瓦解了那种将既定的个体身体当作感知的必要基础的观点，但是他也并没有克服这种具身感研究中的僵化和非历史主义（ahistoricism）。参见索尔达斯（Csordas 1994）和奥斯（Ots 1994）延续这一传统所进行的现象学讨论。

2　人类学家在一些民族志当中将"具身"当作是论述的一个议题（可参见 Comaroff 1985, Munn 1986, Feldman 1991, Seremetakis 1991, and Weiss 1996），也有一些民族志成功地避免了那种以地方化或异域化的方式谈论这一问题的倾向（参见 Tsing 1993 and Stewart 1996）。

3　我从罗安清（Anna Tsing）的《在钻石女王的国度》（In the Realm of the Diamond Queen）一书（Tsing 1993）中借用了"偏远"一词。这本出色的民族志本身就已经在相当大程度上展示了为什么说最富地方性的研究同时也最富全球性的意涵。

里的"巡游"只有在本书的书写和阅读中才能够实现。[1] 我所采取的这种路径没有涉及太多假使使用得当同样可以产生颇多启示的材料，包括正在迅速增长且富有新意的对中华人民共和国的民族志研究，蓬勃发展（有时还极具思想深度）的新闻业对中国经济改革的报道，以及用英文写成的有趣但也存在问题的中国人的传记。[2] 与我的这项研究相比，上述这些材料大都希望能针对中国现代性的某些侧面建立更为综合而全面的认识。这本书则一直在漫步，一边寻找有助于理解不断因势而变的具身经验（现代中国人的身体感）的材料——在他们所身处的环境中，中国人有太多东西需要品读——一边始终留意那些可能会扰动身体性质的事件——尤其是疾病和饥饿。这本书不仅尝试着漫步在改革年代中国流行文化和医学的地表，而且同样尝试走入"我们"（我自己和我的读者们）的具身感受。阅读，以及不可避免地由此引发的想象，说到底是一个身体过程。与"思想"（比如"毛泽东思想"或者约翰·杜威的"思想"）不同，阅读系于某一特定场所、特定历史和具体读者们的能力。一个人总是在宣称这样一种阅读：这是我的解释，这是我在那儿看到的东西。我的这项研究是诸多"阅读"的汇聚，漫游在广远的范围内寻找着身体的特殊性，希望能在读者那里唤起一种肉体意义的想象力，重新承认自己对日常物质和话语生活的特殊性的依赖。

1　阿尔君·阿帕杜莱（Arjun Appadurai）认为世界主义民族志的价值在于能够在文化想象的生产过程中扮演翻译媒介这一更为严肃的角色（Appadurai 1996: 52-56）。关于巡游民族志这一主题，可参考路易莎的研究（Schein 2000: 28）。

2　新近出版的有关中国的一些重要的民族志作品包括安德训（Anagnost 1997）、任柯安（Kipnis 1997）、李瑞福（Litzinger 2000）、路易莎（Schein 2000）和阎云翔（Yan 1996）的研究。查建英（Zha 1995）的书是近来面世的新闻纪实类作品中较有价值的一本，同时可参考孔书玉（Kong 1999）和沙培德（Zarrow 1999）对英文世界出版的传记类文学的讨论。

以人类学研究具身经验，继而探索一种民族志式的阅读技巧，这些工作在一些让我感到意外之地找到了它们的唯物主义先驱。比方说，绝非粗俗的经济还原论者的历史学家和哲学家马克思。在《德意志意识形态》中，批判费尔巴哈和青年黑格尔派的马克思坚持认为人类的意识和身体本身都产生自具体的"感官活动"和"真实存在着的、活动的人"：[1]

> 思想、观念、意识的生产最初是直接与人们的物质活动，与人们的物质交往，与现实生活的语言交织在一起的。人们的想象、思维、精神交往在这里还是人们物质行动的直接产物。表现在某一民族的政治、法律、道德、宗教、形而上学等的语言中的精神生产也是这样。人们是自己的观念、思想等等的生产者，但这里所说的人们是现实的、从事活动的人们，他们受自己的生产力和与之相适应的交往的一定发展——直到交往的最遥远的形态——所制约。意识在任何时候都只能是被意识到了的存在，而人们的存在就是他们的现实生活过程。[2]

《德意志意识形态》常常提及人类生产过程的优先性，因此偏离了某种有关身体的普遍唯物主义，导向后期作品中对经济的强调。但是在《1844年经济学哲学手稿》中，马克思已经澄清了（至少对他自己而言）生命过程这一既存在偶然性又富有生产性的概念的根本意义："因此，对私有财产的扬弃，是人的一切感觉和特性的彻底解放；但这种扬弃之所以是这种解放，正是因为这些感

1　Tucker [1972] 1978: 171.
2　Ibid.: 154.（中共中央马克思恩格斯列宁斯大林著作编译局《马克思恩格斯选集》（第一卷）（人民出版社，2012年版），第151—152页。——译者注）

觉和特性无论在主体上还是在客体上都成为人的。眼睛成为人的眼睛，正像眼睛的对象成为社会的、人的对象：来自人并为了人创造出来的对象。因此，感觉在自己的实践中直接成为理论家。"[1]最后，在真正启迪本书的一行文字里，他写道："五官感觉的形成是迄今为止全部世界历史的产物。"[2]

与马克思一样，我希望避免唯心主义者对"意识"的神秘化偏见。本研究带着文化人类学家的关切着力考察历史中的具身问题，超越经典人类学对符号、意义和社会关系的兴趣。在书写和主体性问题上着墨甚多，这一点清晰地表明本书不是简单地跳到笛卡尔身心二元论的对立面。相反，它坚持强调使生命过程变得真实，让感觉成为理论家的活动及其复杂性。身体绝非心灵意向迟缓而被动的奴隶，它被语言和历史占据而且总是对既有环境做出反应。归属于特定生活方式的地方性力量和时间节奏塑造了身体，同时也被身体塑造。

在受到诸如马林诺夫斯基（Malinowski）、福柯（Foucault）、埃文斯-普理查德（Evans-Pritchard）、巴赫金（Bakhtin）和葛兰西（Gramsci）之类不同的唯物主义者启迪的人类学内部，似乎不再需要强调身体的偶然性和话语的物质性。但是文化人类学有时会草率地把肉体生活转化为表征，把身体和实践转化为符号和意义。与此同时，很多社会人类学家还在坚持经济或生物还原论，过于轻易地将言语和思想的生活弃置一边。更麻烦的一点是，在大多数人类学家的写作（或至少是教学）中，身体和文本好像仍然是两个截然分离的层次。福柯的一些批评者试图在话语研究中寻找额外话语

---

1 Tucker [1972] 1978: 87.（中共中央马克思恩格斯列宁斯大林著作编译局《1844年经济学哲学手稿》（单行本）（人民出版社，2018年版），第82页。——译者注）

2 Ibid.: 89.（同上书，第84页。——译者注）

（extradiscursive，那种看似是某种自然现实但却或多或少被福柯所忽视的"真实的、个体的身体"或"行动者"），谈论身体如何被"意义""刻写"，被动地"承受"书写文字所阐发的某种政治的不合理强力所带来的苦痛。这些措辞显示出一种天真的信念，好像在理论和本质上都存在未被人类历史触碰过的物质自然。他们认为，这样的身体和自然先于话语的侵犯和扰乱。不过，无论怎样寻找不受话语影响的身体，脱离鲜活的、受语言影响的社会生活，我们都无法了解物质性。

虽然我不能宣称自己能单枪匹马改变深嵌在人类学写作中的二元对立倾向，但在这里我试图将身体视为（时间性的、发散的、变动的）日常生活的形构，而日常生活中则弥漫着（集体的、具体的、历史的）话语。即使是已建的结构、食物、衣着这些构成特定生活（不存在普世性的抽象生活，这恰恰是马克思的观点）而且其性质取决于历史的东西，从来不是非话语的。意义不是二元对立式的，它所指的不是更深层次上的理想类型。相反，意义内在于物质生活。我正是在这种内在性的前提下尝试展开我的书写。[1]

为了达到这一目的，本书中引用并讨论了种类繁多的材料。表面看起来不相干的陌生事物，比如医药与筵席、饮食与文学、励志书和电影，都因其历史和经验上的重要性而被呈现和"阅读"。在这些阅读中，我尤其注意某种被视为理所当然的维度，也就是日常生活的要素。它们是在实际运用而非理论中变得真实。用人类学的话说，这牵扯到认定却很少论证的惯习（habitus）的阅读。（部分）运用布迪厄（Bourdieu）的观点，我把惯习理解为常规实践中充斥

1　这种话刻意保留了一种试探性。英语当中内含着一种二元对立式的指称以及对理念—物质的区分，我也无法宣称自己能够始终如一地成功克服这种深层的倾向。但是我希望这种尝试偶尔是清晰可见的。

的"持久而可变换的约定俗成（disposition）[1]"的集合，这种集合无序且含混不清，为身体生命赋予重复而可预料的形式，仿似"历史变成自然"。[2] 很多人认为惯习这个概念带有非历史（ahistorical）和决定论（deterministic）的色彩，我认为这是对布迪厄极为谨慎的行文的误读。如果惯习这个概念对社会人类学是有用的，那它就必须向历史和许多难以预期的变化保持开放性。社会科学传统的抽象范畴无法清晰地刻画这个概念。[3] 惯习不是文化或心理意义上的结构、角色、民族特质。或许不同阶级、地域、社区和家庭的惯习有所不同，但是它不能被简化为个体或集体行为。惯习是约定俗成所

1　在对布迪厄理论的译介过程中，"disposition"一词的翻译一直比较棘手，存在"性情""习性""装置""秉性"等多种不同的译法。布迪厄的原意中并没有本质论或原生论的意味，所以缀之以"性"可能会产生误导。作者在此处的解说点出了这一概念的要点，即约定俗成但又没有人仔细论说。我在此处为照顾中文的流畅，姑且将其处理为"约定俗成"。——译者注

2　惯习的概念及定义式的引文出自皮埃尔·布迪厄在其最常被引用的《实践理论大纲》（*Outline of a Theory of Practice*）第二章当中所展开的探讨（Bourdieu 1977, 72-95）。在这一章里，他所提出的最为充分的定义可能是："惯习是一种能够不停造就各种产物——思想、感知、表达、行动——的能力，这些产物的局限性取决于生产的历史和社会条件。"（Bourdieu 1977: 95）。我认为，对于唯物主义民族志和身体人类学而言，惯习的一些概念至关重要。但是布迪厄的读者们将会注意到我在避免使用他所谓"系统"一词。与我的假定不同，这个词意显得更具一致性和统一性。此外，布迪厄的语言有时更愿意暗示想象和实际可能性所面临的局限，在中国人的日常生活中见证了许多变化之后，我不会像他那样看待这一点。即便如此，我们仍要承认的重要一点是，布迪厄一直坚持不懈地试图以理论化的方式超越现代主义者在自由和必然性之间的困局。布迪厄的实践概念丰富而又有严苛要求，我相信这个概念成功地超越了人类学内部旧有的二元对立。在本研究当中，我会尝试着践行这一理论。

3　毫无疑问，读者在下面这几页当中会发现我谈论了很多抽象问题。但是我努力想要避免的那种抽象是统治社会科学结构研究领域中的那些分类范畴：社会结构、经济、文化、心灵等。可以参考萨耶尔（Sayer 1987）和拉克劳（Laclau 1990）提出的一些有益的批评。

形成的结构，同时它也是某个已经进入游戏状态的世界里的一种安排，一种行动的倾向以及一系列可能在行动中得以实现的有限的潜能。它和经典社会学、心理学中那种可以被观察和量化的行为不同。此外，由于惯习总是在集体性的社会事件中产生，所以它最终也不能被归结为是个体身上原初拥有的特质。[1]

我所感兴趣的身体上的约定俗成以及日常实践在当代中国的公共讨论当中常常不被注意。其结果是，它们从形形色色的话语缝隙中滑过，悄悄跨过许多不同社会领域的边界。用布迪厄的话说，这些约定俗成在多种多样的状况之间"转换"（transpose）。它们占据了话语和实践而非潜藏成为基底。只要给予一定的关注，尤其是参与到中国人在工作单位和城乡的日常生活之中，人与事、时间与空间的约定俗成就可以被阅读。[2]

此外，由于惯习正是由日常生活的平凡状态和（宽泛理解的）身体实践组成，中国人的看法并不奇特。这本书所想论证的观点之一是：我们对物质生活的关注无须与"东方"扯上关联。对这一点的论证部分是通过一种唤起身体生活中熟悉的方面（饥饿、触碰、疲倦、呼吸等）的写作方式来实现的。这里所描述的日常习惯、态度、策略困境都和毛泽东时代及改革年月里中国的事件和环境密切

---

1 迄今为止在中国研究当中对于"约定俗成"这一概念所展开的最为广泛而有趣的探讨是弗朗索瓦·于连（François Jullien）的《势：中国的效力观》（*The Propensity of Things*, Jullien 1995）。他用一本书的篇幅讨论了古典哲学中"势"这个字（布置、形构、各种力量的阵列、趋势）。

2 我自己在当代中国的生活经验始于1982年，那时我在广州中医学院开始了为期18个月的研究（以及旁听课程并且教英语）。从那时算起，我已经在北京生活了两年，和一些中医学者、医生一起工作，还曾经在暑期六次到访或短期访问山东邹平和北京。大约从1991年开始，我开始收集与流行文化有关的材料，并且就此与山东和北京的各路友人以及北卡罗来纳教堂山的一些能够说汉语的人展开讨论。

相关，即便如此，我仍然相信这些都能够通过平常生活与北美读者们的经验联系起来。

这种同时兼顾具体性和共同性的尝试至少会努力拒绝宣称存在普世性的身体，也不会描画某种单一或抽象的身体。我们无法在民族志文本当中复现如食与性这样的身体行动的完整感知，更不可能声称由此而捕捉到一种可以被概括的"经验"。下文中将要描述的偶然邂逅、宴饮、饥饿和色情行为不会和事件本身、我的记忆以及我的解读完全等同。这不仅是因为文字会挫败我们，还因为事实本就是多面的，而我们对事实的观点却是片面的。没有哪个事件可以简单到被死死地限定在记忆、描述或书写中。

重复现象学的这一格言不是为了宣称我的洞察和理解仅仅属于特定的、无法被完全复现的事件，这样做对我的阐释计划而言是搬起石头砸自己的脚。我并没有尝试去复现或记录一些虚幻的事实，而是将下文的民族志叙述和阐释导向那些沉浸于自身实际生活中的具身读者。在论及当代中国的同时，我希望能够建立起一种想象的共同基础，这个基础之上我们和中国人共享有关身体的前提。换言之，身体不比事件简单，但是最起码它们是一种时时可以把我们都关联起来的复杂性。在这个极为寻常的领域，我们有可能看见各种各样的社会和政治意图如何汇聚在特定的身体性事件中，看见这一总是会溢出分析和经验之外的现实。

间断

本书的主要论点之一是：改革年代中国的日常生活仍然被这个国家在毛泽东时代的过往所占据。毛泽东领导共产党展开社会主义建设的三十年（1949—1978）几乎把中国塑造成一个文化（或者在意识形态上）上的统一体。历史学家并未遗忘这段历史，但是无论是对中国还是对欧美学术界而言，想要充分理解这一段历史仍然有很多工作要做。我不尝试为这几十年历史提供一个恰如其分的说法，相反，我将展示这一时期取得成就、完成计划的一些方式曾经并且仍旧活跃于平凡的实践以及身体的习惯之中。

毛泽东的思想如此深入地进入很多人的生活，在整个中国范围内都是如此。因此在接下来的行文中，有时我并不觉得说"中国"这那有什么不妥，虽然我自己的经验仅限于几个地方和一些零散的阅读。毛泽东的思想的主导地位以及它的种种规划设计给人们留下的那些仍旧鲜活的具体记忆，让这种谈论"中国"的方式在接下来更长的岁月里仍旧合理。那么接下来，我以导读的方式勾画一种特定的当代中国史，这种勾画将着眼于把平凡生活置于更为宽泛、广为人所知且确凿的举国背景当中。这并非现代中国的身体史，但是这样的解说暂且可以（也确实能够）导向那个历史。

正如人们常常争论的那样，与那些由高度显明的制度和国家政治关系构成的事件史不同，日常生活的成分和节奏常常以一种多少有些不同的方式发生转变。平常的身体筹划和日常权力（everyday power）的惯例、仪式等的改变往往不被官方编年史记录，因此社会史学家会依赖回忆录、司法案例、商业账目、出生与死亡记录、书信、地图和日记，在时代宏大叙事外寻找揭示普通人如何生活的细枝末节。这种工作的结果常常要求一种另类的历史分期，其中没有什么大的断裂（也就是如科里根和萨耶尔所说"并没有革命发生"），而永久的变化常常在热热闹闹宣称后很久的日子才发生。[1]

1　Corrigan and Sayer 1985.

尽管毫无疑问中国在 20 世纪经历了极为迅速的社会变迁（我仍然认为用"革命"这个词描绘 20 世纪中叶的二十年并无不妥），但是与传统意义上的认知不同，一些广为人知的变化是以一种更平缓、不均且不完整的方式展开的。[1] 我将在下文讨论一些这类逐渐展开的变化，不过首先还是要关注常见的政治史分期。1949 年中华人民共和国成立，在全国大部分地区结束内战。1950 年代初进行了土地制度改革（在以农业为主的广大乡村地区实现"耕者有其田"），重建并发展基础设施，将私人产业收归国有。与此同时，国家建立并扩展了"单位"制度，这种制度将政府机构、社会主义卫生和福利服务以及共产党的管理延伸到多数非农业人口的生活当中。1950 年代稍后一段时间，依照苏联模式，土地被集体化，发展出规模日渐庞大的集体公社（一般认为其效率低下）。1958 年，全民被动员起来参加党领导的"大跃进"运动，希望通过加大全民体力劳动来实现快速工业化以及提升农业产量。由于几场严重的旱灾以及缺乏调整的高强度政策，全国很多地区都经历了灾难性的饥荒。很多人死于饥饿或与之相关的疾病，只有一小部分人（多数是地位较高的城市居民）幸免于严重匮乏。[2] 到 1962 年，粮食供给已经大部恢复正常（仍然相当清苦），1966 年毛泽东

1　有关1940年代革命的一些新闻报道自然已经成为经典材料，但是需要注意的一点是，它们常常会夸大中国作为一个整体发生转变的迅速程度。因为这些新闻作品大都采集自那些政党、军事活动较为密集的地区。比如斯诺和韩丁的作品（Snow 1957, Hinton 1966）。近来的一些关注社会快速转变的新闻类作品呈现了一幅"迪斯科加民主"（discos and democracy）的图景，但它们所关注的是一种相当浅表的变化，而且非常简化地看待民众应对毛泽东时代往昔的反应（可参见Schell 1989, Kristof and WuDunn 1995）。

2　对于饥荒的描述可参见贝克尔（Becker 1996）、里斯金（Riskin 1987）和杨大利（Yang 1996）的研究。

直接发动民众，尤其是中学生，进行"文化大革命"。年轻的红卫兵组织（或是其中林立的各个派系）攻击有反毛泽东思想之嫌的党内分子以及地主、资本家、"右派"等"反动阶级"的代表。"伟大的无产阶级文化大革命"最为混乱的阶段持续了不到两年，1967年秋季，毛泽东亲自动手恢复秩序。借助于民众对他的支持，毛泽东依然重获无可撼动的国家领导地位。此外，党在全国范围内极其有效的宣传机器确保他的形象和"思想"仍旧是公共文化的核心要素。

毛泽东逝世的 1976 年同样见证了其他几位高级领导人的离去以及灾难性的唐山大地震。接任者华国锋继承党的领导权，"四人帮"被逮捕并被控须承担"文化大革命"期间所有极端行为和过失的罪责，深层政治改革大幕开启。1978 年，邓小平着手确立改革经济体制的政策。在接下来二十年里，这些政策以及渐趋冒险精神的以经济为领导进一步巩固并且极大地扩张了从 1970 年代早期就渐露头角的多种形式的民营化。

当然，这只是勾勒当代中国史大纲的一种方式。我们也可以在 1956 年"百花齐放"运动以及 1976 年往后的学生运动中发现一种强调民主化的历史。关注国际关系的人会提及在朝鲜以及东南亚的战争还有理查德·尼克松在 1972 年的访华。但是所有的历史叙述都会提到 1970 年代中后期出现的重要断裂，彼时中国的领导层下定决心要从总体性的传统社会主义转为市场经济的方式参与世界市场。

但是，人们如何度过这样的转型以及如何应对此前同样戏剧性的变化，上述历史都不能提供令人满意的记述。虽然我并不尝试去为标准的历史书写提供一种成熟的身体性的替代方案（这已经远超一个民族志作者能力所及的），但是下文所讨论的一些材料确实涉及这个有趣的问题。这其中包括小说《芙蓉镇》《美食家》，以及《爱，是不能忘记的》。这些故事以各种引人入胜的方式详述了身体的生活史，事实上，在经历了毛泽东时代几十年过度抽象化给作者们造成的表征危机（crisis of representation）之后，这些小说（以及八九十年代的很多作品）对具体而平凡的生活近乎迷恋。我将在第二章里更为深入地讨论这种语言危机。这些我所依赖的作品都是由亲历过中华人民共和国初期历史的作者所创作，它们比我更能细致地展现毛泽东时代及其后日常生活的特质。（当然，这些作者在形成其各自描述时都关注特定的议题，在下文我会适当地注意这一点。但是即使是所谓客观的历史记录，其涵盖议题也都有具体限制，尽管这一点有时并不明显。）

不过，作为关注食色之欲的民族志作者，我可以提供一些有关生活如何在毛泽东时代之后发生变化的观察。1976 年到 1978 年我来到中国，恰好是在所谓关键的"历史转折"之后。但是，在1982 年至 1984 年间，我在一间医学院里所了解到的单位生活在某些方面更像是 1970 年代而非 1980 年代的日常经验。这部分是由于李陀所谓"毛文体"在公共空间仍然占据主导。[1]我认识的所有人都要参加周四下午的"政治学习"，每一本教材的前言都是对中国广大劳动群众智慧的颂扬（有时用毛主席漂亮的书法写成）。一早一晚，公共广播系统把意识形态正确的新闻和公共服务的公告传达给校园每一个角落里面的每一个人。虽然我生活在一个相对开放且对我本人颇多支持的单位里，但是由于担心招来政治上的批评，普通同事和学生们跟我这样一个外国人在一起仍然感到尴尬。（这种情况并没有阻拦一些人跟我成为朋友，我也很享受一位"指定的朋

1　Li [1985] 1991.

友"的陪伴。她是一位严肃而聪明的党员，收到指示说要留意一下我的情况。我不觉得她了解我的朋友都是谁。）经常跟我聊天的一位女士在当时很罕见地离婚了。很多人认为她作风不正（我反正找不出什么特别的证据）。一个人如果想要避免这种不友好的议论，就需要在两性的社会接触中小心翼翼。

在这个工作单位里，即使是足够幸运能挤在一间小宿舍里共同生活的家庭也没什么私人空间。一对夫妻和他们的几个孩子以及年老的父母常常能分到一间兼作客厅、卧室和餐厅的房子，几家人共用厨房和盥洗设施，墙壁和门都很薄。很多学生和年轻的教授（其他一些单位里与他们情况相仿的人也一样）住在六到八人一间、两排上下铺的宿舍里。很多已婚夫妻多年分居，努力争取其中一方能调到配偶的工作单位。因为购物很不方便（现在已经完全合法的自由市场在当时还很稀少），而且家里也没有冰箱，学校里的教职工常常就在单位食堂里用简单便宜的食物填饱肚子。多数家庭只有在一些特殊情况下才会在家里准备一餐丰盛的饭食。

大家对彼此的情况都很熟悉，自如地相互评头品足。尽管一些负责的领导会尽最大努力忽视闲言碎语，但是这一类评论还是能够而且常常会对某人的职业生涯造成影响。既然没有什么私人空间，那么特定的公共空间在特定时间就具有特殊的意义。在我们单位，晚饭后无数的人们三三两两成群绕着主教学楼前的环路散步。看上去这只是偶然相遇（至少头几次是这样），但其实是和特别的朋友们交流的机会（轻声说话，这样别人就听不见）。学生们在毕业之前不准订婚或结婚，一些爱冒险的家伙会在夜幕降临后溜到附近的公园里，但是他们要和数量庞大的求爱情侣们一起竞争树丛中或楼背面的空间。在这些公共空间里，没有人能够真正隐形，但是他们会掌握好时间和地点，以确保自己不被任何人注意。

　　乡村生活中的隐私似乎更少。法律严格限制可被用作修建住房的空间（在很多农村地区直到 1980 年代末期依然如此），以确保用于粮食生产的土地面积最大化。在经济改革开始给乡村带来更多的财富（大约在 1980 年代中期）之前，很少有家庭能出钱修建带有私人卧室的房子。在我最熟悉的山东省，一家人日常生活里所有室内活动都在全家共有的一间房间、一个当作厨房的棚子、一间厕所和一间储藏室内进行。我曾经工作过的那个村子相对较早地受益于改革时期的农村发展项目，但是直到 1980 年代末期人们才获准扩建或翻新旧房。随后的很多改建工程，首要目的就是为已经结婚的儿子和他刚组建的家庭辟出一个单独的房间。

　　我还可以继续描绘 1986 年到 1987 年间突如其来的风尚变化，中性化的裤子和外套被荷叶边裙和机车夹克这类性别特征更明显的服装取代；大众逐渐接受的女性裙装显现出性别化的特点（1987 年我认识的一个农村妇女给自己做了一条裙子，只有到晚上外面大门关上以后才穿。这种招数给我留下特别的印象）；多样化的本地食物先是出现在重要人物出席的宴会上，到 1990 年，已经可以在新兴的私营百货商店和超市里找到（1988 年在山东，炸蝎子这种食物给我留下了深刻印象）；个人爱好出现了（养鱼、养鸟或者像我在北京的一位朋友一样把萝卜雕刻成装饰品以此来为烹饪美味增色）。（在那些美味食物记忆的提醒下）我甚至可以坦陈自己对毛泽东时代的日常生活有一种特定的怀旧情绪，而且着迷于观赏毛泽东时代之后所浮现的各种新享乐主义。但是，我的观点很简单：当 1970 年代末邓小平宣布中国向世界"开放"的时候，毛泽东时代的禁欲主义以及连带的话语政治、互相监督和邻里间的支持与批评并没有马上消失。在日常生活层面，1980 年代这十年见证了渐进但仍具争议的运动：财富控制在个别人手中（以及一些人螺旋式坠入贫困），新兴的中产阶层有更多机会去消费一些先前还是禁忌的奢侈品。与此同时，政治语言的声量和稳定性，连同其要求人人都"为人民服务"的高尚要求（对很多人而言仍然有说服力），变化不大。最为实际的工作、休息、谈话、消费以及性互动这些方面的习惯缓慢而不均衡地逐步演变着。早在1983年的时候，我的理发师就曾对解散集体会给妇女和儿童造成的影响表示过担忧（他们会不会再次陷入对父权家庭的依赖？），那些仍然对三年困难时期记忆犹新的人不断谴责公款吃喝中的浪费和腐败。与这些态度相随的是千百万种在市场经济中锻造新生活的策略，紧接着集体主义价值观和政策被对竞争和企业家精神的倡导所替代。

　　出生于"文化大革命"末期的人们到1990年代中期时已经20多岁，开始组建他们自己的家庭，一道非常明显的代沟开始引发关注。年轻一代，也就是那些在改革年代"被惯坏了"的孩子们无法得到父辈们禁欲主义和集体道德的理解和尊重。1996年，一位60岁的农村干部对我说："我儿子和我就是说不到一块儿，我们在所有事情上的意见都不一致。"他坚持认为这种情况在他的朋友当中很普遍，报纸上也经常评论"代沟"这个翻译自美国社会学的术语。事实上，在当代中国已经出现一种非常明显的同侪效应（cohort effect）。新认识一个人，我只需要问一下他或她的年龄，就等于自动接收到一份有关其个人成长重要事实的简要陈述，可以显示这个人在共和国官方历史中所处的位置。（2000年春天，北京的一位新合作者告诉我他刚满41岁，接着就提到自己是在1977年考入现下正供职的这所大学。这意味着他属于传奇的"77级"。他们是十年"文革"后凭借成绩考入大专院校的人。他那时应该是18岁，按常理正是从高中毕业的年龄。我立即问他中学有几年没上，到哪儿去下乡。他的年龄太小，不太可能做一个积极的红卫兵。）被"文化大革命"中断的学校教育、作为"接受再教育的青年"在农村度过一段时光、接受（或拒绝）官方分配的工作，这一切现在都已不复存在。只是因为年龄的原因，上述这些因素就将当事人置于特定价值和实践的完整历史进程中。（在另一次对话中，我遇到的一个远离家乡的实验室研究人员回复我说她已经45岁了。接着又补充说自己在1970年代初被批准成为一名工农兵大学生才进入大学。我们的讨论马上转向她采取什么样的策略来克服1976年以后被附加在这种极具毛泽东时代特色的经历之上的社会污名。）在这样的对话中，说话者知道，在一个现代中国人的一生中所发生的多数经历是可以被预料的。一旦明确了时间，就不需要费太多口舌去解释当时所处的社会环境。

　　无论是中国人的代沟还是造就这种代沟的相对渐进的转变都不应该让一个人类学观察者感到惊异，尤其是对一个关注具身问题以及惯习演变的人类学者而言更是如此。布迪厄已经注意到当惯习还未能妥善适应不断变化的境况时，会出现"磁滞效应"（hysteresis effect）—— 一种以无法在当下感到舒适为特征的历史性、身体性断续。"这就是为什么代际冲突反抗的并不是由先天特质所区分的年龄群体，而是不同时代所创造的不同的惯习模式。也就是说，关于是否可能以及是否可信这样的问题，不同的生存状况都会在其内部成员身上强加不同的定义。这就导致了某一群体体验为自然而然且合情合理的实践和渴望，对另一群体而言就是过分的、可耻的，反之亦然。"[1] 显然，我的那位已经退休的干部朋友认为儿子生活中的很多东西都是不道德的，但是其儿子（我只见过他一次，但是我认识很多像他一样的人）同样认为其父亲那种老式的信条以及为他

1　Bourdieu 1977: 78.

人服务的生命史是不可理喻的。他们之间差异的根源主要不是理念的差异，而是身体惯习的不同。身体惯习源于后社会主义改革年代悄然展开的日常生活的灌输，潜藏于十年间政策辩论的嘈杂喧哗之下。

关于阅读的民族志／民族志作为阅读

如我在前文所述，多重的身体和构成它们的日常生活并不会直接暴露于人类学的阐释当中，它们必须经由某些词语和图像才变得清晰。承认这一点并不是要把"真实生活"还原为文本再现的状态（这种固定而扁平化的状态只能导引出内容分析）。相反，这是坚持认为人们的真实生活不能与语言生活（life of language）剥离。沿着这一进路，文本的用处并不在于它们是隐喻表征（metaphoric representations，代表一种非语言式的现实或概念）的来源，而是作为转喻的过程（process of metonymy）。在这个过程中，词语与行动，话语和实践以组合串联或者简单说就是以历史的方式彼此交织。因此，下文许多内容都利用了特殊的阅读和写作技巧。更好的说法可能是：我在进行一种关于阅读的写作（writing about reading）。即便描述我在中国的谈话、观察和事件时，我发觉自己所回想的更像是记忆而非在田野笔记中系统记录下来的一段段客观证据。虽然重写这样的记忆最起码也要以一种叙事的形式，但是每一段叙事都不是单层的，都可以从不止一个角度来处理。因此，我暂且交代一下这个阅读的过程以及其中所蕴含的民族志意义上的可能性。

在民族志描述和其他包括虚构作品在内的叙事形式之间看到相

似性，让我找到一些技艺娴熟的"民族志伙伴"。在这项工作中，电影导演周晓文（我在第六章里讨论了他的作品《二嫫》）、小说家莫言（在第三章里他贡献了一篇讨论食物与历史的散文）、作家张洁（我在第四章讨论了她的著名作品《爱，是不能忘记的》）、小说家陆文夫（第二章里分析的《美食家》的作者）以及其他一些在中华人民共和国工作和生活的人都可以被我看作是盟友。在他们精细打磨、线索众多的虚构作品中，除了其他一些议题之外，对于中国文化革新中更为宽泛的集体困境，这些作者还提供了一些重要的评论。我并不总是同意这些分析中的修辞内涵（比如我在第二章里大篇幅讨论《芙蓉镇》以及在第五章里对《男人的一半是女人》的简要思考就显示出我对这些作品的一些疑问），但是我确实发现它们在回应和描绘那些广泛存在的、困扰很多当代中国人的特定状况这方面非常有用。

这些作品之所以具有民族志意义上的丰富性，是因为它们依循了现实主义传统。和其他一些非虚构作品一样，民族志是一种现实主义作品。它将传说中的人类学"田野"假想为某种文化上特殊的行为得以展开的区域，人类学家自己参与其中，细心观察就可以发现一些习惯性的模式。在人类学书写当中，这样的田野常被视作一些令人疑惑的文本的背景。比如说很多民族志的开头是识别出一种需要给出解释的文化上的怪癖，克里福德·格尔茨（Clifford Geertz）那篇关于斗鸡的名文就是一个典型的例子。接下来，它会把这个怪癖置于历史、意识形态和实践的背景中，直到其中的古怪意味不再显现。[1] 事实上，民族志的成功多半都在于让陌生的文化实践看上去不仅可以理解而且是一种必要。这样一来，民族志的读

---

1 Geertz 1973: 412–53.

者们所熟悉的环境被相对化，有时甚至他们自己的行为反而在文化上显得怪异。[1]

　　因此，这样的修辞实践也会产生一些实际的效果。比方说，在这本民族志当中，我设想了一个由（经常存在矛盾的）报纸新闻、观光导览、电影画面、旅行轶闻以及在中华人民共和国居住或旅游的日常经验拼贴而成的"中国"。同时，它也塑造了一种读者，一个或多或少隔着一段距离注视这个"中国"（或中国的流行文化、中医）的主体。这样的读者可能会把自己在书上读到的东西与其他实践与文本相比较，这就使文本能够（尽管是轻微地）改变他们对自己日常行动的现实的评价。在这种一般性的阅读过程中，民族志现实主义找到自己与现代生活各个侧面相融合的力量（尽管它也承认这力量是有限的）并且可以用多种方法为复杂现实的持续生产做出贡献。[2]

　　民族志和其他一些类型的写作承担了这项"构筑世界"（world-constituting）的工作，此类写作中的一些作品是用中文完成的。由于在本书当中我非常依赖当代中文写作（以中文创作并且在中华人民共和国出版），所以重要的是预先指出民族志可以与这些作品中对特定时代特定地点的虚构和论辩相一致。比如说，在下文的阅读中，我注意到这些文本倾向使用的批判性修辞已经是更为宽泛的历史背景的组成部分（比如说毛泽东时代之后中国的民族主

1　有关民族志所扮演的批判性角色的讨论，可参考马尔库斯与费彻尔（Marcus and Fischer 1986）以及克利福德（Clifford 1988）的讨论。

2　"关于阅读的民族志"（ethnography of reading）与这一点是相符合的（参见 Boyarin 1993）。刘禾以一种历史学的方式对一种特定类型的早期民族志的阅读收效展开了重要的讨论，尤其是其中有关鲁迅和传教士明恩溥（Arthur Smith）的相关章节（Liu 1995: 45–76）。

义）。这并非阅读现代文学，尤其是"第三世界"文学的一种非常规方法。[1]它是否有用则取决于我做出的特定阐释的说服力。有时我也使用一些文学批评的工具，尤其着眼于语言的使用和叙事的形式，希望能够展示这些文本的精巧及其展演性力量。但是我也依赖现代现实主义小说的一些更为基本的面向，也就是它们（虽受局限但却真诚的）对现实的逼真再现。有关这一进路我要提供一些历史背景和解释。

让我从一则"民族志"轶事开始我的解释。很多年前，在1996年，我为北卡罗来纳大学的本科生开课讲授"东亚的文化与政治"。在一众美国学生当中有两个中国学生，都已经30多岁，刚刚才被其他系科的研究生项目录取。1970年代的时候，他们刚好是青少年。在这门课上，他们有机会审视并分析1970年代早期的"宣传画"。我选取了一些描绘集体劳动和两性相对平等的图像，都可被归为"革命浪漫主义"这一充满热情的风格。[2]这些画作（大多数都是户县农民画）融合了细致描绘平凡生活的"现实主义"热爱和呈现健康、积极、投入的身体的政治正确。

美国学生都很怀疑，首先就质问这些作品的"现实感"。"飘着大雪，怎么可能所有人都面带微笑？他们一定冻坏了！""没有一个正常人能在那么潮湿的井底挖掘超过五分钟！"因此他们批评这些图画是为了宣传，在这里"宣传"一词取其最为典型的操纵之意。但是，中国学生对美国同学的回应大感意外和不安。他们抗议说："但是情况就是那样的！看见那个热水瓶了吗？就跟我们那时

1　詹明信（Fredric Jameson）将"第三世界文学"视为国族寓言（Jameson 1986），阿吉兹·阿罕默德（Aijaz Ahmad）对这一点做出过著名的批评（Ahmad 1992: 95-122）。

2　参见兰斯伯格（Landsberger 1995）对"革命浪漫主义"以及这些宣传画的讨论。

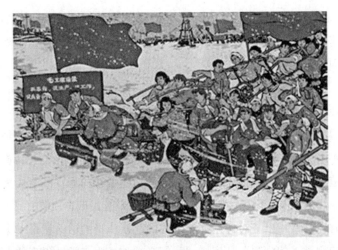

图 2　毛泽东时代的著名的宣传画《天寒心热》，作者张兴隆。工人们在严酷的条件下投身于集体劳动，在北方土地上开荒发展工农业

候用过的一样。还有布鞋和棉袄，都是一模一样的！"他们还说："是的，我们就是很享受在一起劳动，比一个人学习有意思多了。"来自中国的观看者更愿意以写实的方式解读这些作品，任由图像带回特定的青少年记忆。这样一来，对于两名"本土"的观看者而言，这些宣传画就具有双重功效，一是让他们看到真实而栩栩如生的经验再现，二是让他们反倒背离了画作想要展演一种更为抽象的社会文化图景的意图。这两点都是"真实的效果"，也都是一种有效的修辞。

　　对现实主义虚构作品的文学研究早已意识到描述性的书写依赖于真实所产生的效果。罗兰·巴特（Roland Barthes）对这一有效性的经典陈述更多的是与"构建世界"的语言学的生产性和展演性（productivity or performativity）相比，一些特定的文类何以声称自己更加可信。但是他对"结构性多余标记"

（structurally superfluous notations）的准确观察中包含着一种如何参考文学的理解。若将其应用于人类学，则会指向一些有趣的方向。[1]

在讨论《包法利夫人》时，巴特注意到特定的能指（signifier）是能指和所指事物（referent）的共谋，它们绕开了叙事所指代的内容（最经典的例子是欧班夫人晴雨表下方的钢琴上成堆的纸盒和匣子[2]）。换句话说，它们没有推进虚构作品所计划的幻想，而是制造了一种"真实的效果，……那种悄然展开的逼真摹写成为标准现代主义作品的基础"。[3]当他思考小说贴近民族志领域的那一面向时，巴特指出"对鲁昂（如果真的存在所指的话这就是一个真实的所指）的描写"从属于"我们必须称之为美学性逼真的专横限制"。[4]它在文本中现身和生效"与包法利夫人的叙事结构无甚关联。……（但是）它没有丝毫不妥，合情合理。如果它没有遵循作品的逻辑，那么至少它遵守了文学的法则：其'意义'的存在并不在于遵循了某一种模式，而是符合再现的文化准则（cultural rules of representation）"。[5]

显然，这些再现的文化准则限制着任何将"真实所指"与描述性语言的能指相关联的文本。任何一个调用现实主义叙事的作者（民族志、短篇小说、新闻报道、宣传画或者电影）都必须听命于与文本类型相伴生的"美学性逼真的专横限制"。[6]描写必须寻求

1　Barthes 1986: 146.
2　此处原文的叙述有误导，钢琴上堆满纸盒杂物的细节取自福楼拜短篇小说《淳朴的心》，而非《包法利夫人》。——译者注
3　Barthes 1986: 148.
4　Ibid.: 144.
5　Ibid.: 145.
6　Ibid.: 144.

向某一读者群体展现自身的真实合理，既要用意义重新填充此前的"真实世界"又要为不断延展的想象融入新的真实。晴雨表与钢琴、布鞋和热水瓶，无论怀有怎样宽广的叙事企图，虚构的日常世界都必须和读者生活其中的背景建立牢固的联系。

这一点无论是对19世纪欧洲经典现实主义作品还是对至少曾经经历两次重要的现实主义运动的中国现代文学而言都成立。尤其值得注意的是，安敏成（Marston Anderson）和普实克（Jaroslav Prusek）的研究都展示了中国五四运动一代的作者如何在1920年代学习并实验欧式现实主义及其创作形式。与19世纪欧洲现实主义创新一样，这些都是与民国时期（1911—1949）的民族主义、改良主义关切不可分割的政治计划：

> 中国的思想家并不是照搬西方人对现实主义的理解，对西方人来说，与现实主义关联最紧密的是模仿的假象，即：一种要在语言中捕获真实世界的简单冲动。至少是在新文学运动的早期，中国作家很少讨论逼真性的问题——作品如何在自身与外部世界间建构等同性关系——叙述的再现性技术问题也受到冷落，而该问题对福楼拜与詹姆斯这样的西方现实主义者来说却是前提性的。相反，现实主义被热情接受，是因为它似乎能够提供一种创造性的文学生产与接受模式。（Anderson 1990: 37）[1]

这种思想模式就是个体主义。胡适可能是五四一代最著名的

1　Anderson 1990: 37（译文节选自安敏成《现实主义的限制：革命时代的中国小说》，姜涛译，江苏人民出版社，2011年版，第40页。——译者注）

学者，他将文学上的现实主义视为对中国传统上关注风格问题的校正。他看重易卜生这样的作家，并且承认"在易卜生的世界中，现实主义描写的正面效果是通过个体与社会秩序的疏离来达成的；只有当少数独异之人与社会孤身奋战，社会进步才能实现"（Anderson 1990: 32）。[1] 因此，这种现实主义关心的是创造一种新型的中国读者，这类读者能够承担起个体责任并且以一种新的方式展现出来，他们从家庭和社区的羁绊中挣脱，能够与传统权威做斗争。

虽然这些作者承认现实主义写作有能力在现代个体和问题重重的社会之间创造出一种强烈的矛盾感，但他们最终还是拒绝了这种风格，认为它对长期社会问题以及中国文化的停滞而言是无效的。[2] 这些作者中的大多数，连同他们在文学上的创新，最终都被吸纳进一种嫁接了社会主义现实主义和革命浪漫主义的理论和实践之中。从 1940 年代初到 1980 年代末，在当时的政策对文艺的治理之下，写作力图接触、服务、教育群众，而群众则被设想为厌恶直截了当的描述。当然，这一时期带有道德说教色彩的劳模故事（参见第一、二部分的前言）以及随声附和阶级视角的样板戏叙事（参见第二章对《白毛女》的讨论）同样宣称自己是现实主义。不过在对具体的、熟悉的事情以及日常生活中行动的描绘之上，这些作品覆盖着一层修辞性的叙事，描述了在社会主义条件下应当或即将成为可

1　Anderson 1990: 32.（译文节选自安敏成《现实主义的限制：革命时代的中国小说》，姜涛译，江苏人民出版社，2011年版，第35页。——译者注）我将在第四章中讨论一篇改革初期的中篇小说《爱，是不能忘记的》。对于中国现代文学来说，"疏离"是有意为之。在中国文学当中，不可能想象一个对抗"外部"社会需求的、"自然的"个体。相反，为了创造这样的角色，有时要采用非常曲折缠绕的写作方式，可以参考丁玲《莎菲女士的日记》（Barlow 1989: 49—81）。
2　对于五四一代作者的历史研究，可参考安敏成（Anderson 1990）、李欧梵（Lee 1973）、普实克（Prusek 1980）和舒衡哲（Schwarcz 1986）的研究。

能的事物。（因此，在第一部分的序言中关于雷锋的道德故事里，锅巴是多么熟悉的东西，我甚至现在都能在嘴里回忆起它的感觉和味道。但是这个故事的重点在于，这种感觉是天真的雷锋自己拿来吃的。在这里，"美学性逼真的专横限制"与社会主义道德的严厉训诫尖锐对立。）

革命浪漫主义总是含有一种延迟，它给出的景象虽然在此时此地还没有完全实现，但是阅读者或观看者坚信这一定是已经发生在中国其他一些地方的事实，说不定就在沿着这条路往前走的下一个村庄。这是一种浪漫现实主义，描绘了一个更好的世界，这个世界极为醒目，但却总是稍微延迟一下。将日常生活的细节（写在红纸上的口号、热水瓶、已经用旧了的工具）与一种集体合作的欢快景象相联系，这些作品不但获得了一种革命意义上的合理性，而且还在一段时间里携手共建一个革命的世界。

我发现毛泽东时代的作品在政治上具有诱惑力，技术方面也很吸引人。但是随着需要并监督这类艺术作品的体制信誉受损，再现的文类就发生变化，一种更为传统的现实主义再次被赋予广泛的政治诉求。从1970年代末开始，随着毛泽东的离世以及"四人帮"的倒台，所谓的伤痕文学、带有民粹主义色彩的报告文学以及通过实验"魔幻现实主义"来寻找民族之根的作家们塑造了一种新的遭遇，邂逅的双方是价值重获肯定的个体以及多样化的、据称已经被去政治化了的现实。[1]

道德化的文艺政策延续了四十年，将文学的主题限制在"为人民服务"上。1980年代兴起的虚构文类在平凡生活的细节和个人困境中找到了灵感。下文我在对一些虚构作品的阅读中会谈到，中

1　王瑾（Wang 1996）的研究对1980年代文学展开了充分的批判性探索。

国性以及民族国家这个庞大集体的政治状态依然是个问题。但是，不同于五四一代的书写，毛泽东时代之后的现实主义常常是民族主义的反对者而非同路人。换句话说，当寓言如今已难以凝聚整个民族的时候，很多写作者都在呈现有着难解的矛盾以及特出的历史的卑微众生。

这一类的写作为民族志提供了一个机遇，尤其是对一本宣称要将"改革时期的中国"作为其田野的民族志而言尤其如此。如果我们能够谨慎地让这些作品中的批判力度和复杂反思保持活力，同时细致阅读它们对现代中国喧嚣吵嚷之下日常生活、具身感和实际价值观的细致描摹，就等于找到了出色的人类学伙伴。尽管我常常赞成他们的观点，但是我和作者们在历史和全球秩序中的位置是不同的。我们所共享的是一种部分呈现既有世界并试图对其加以改造的技术。现实主义不只与现实相关，它还常常成功地展演现实。它既回应自身所处状况，又试图对其做出改变。此外，在当今世界上，就再现（representation）这一点而言，现实主义是占据主导地位的文类，少有真实事物能逃出这种风格的把握。在下文的民族志阅读和写作中，我不会试图在现实主义（the realistic）和现实（the real）之间划出泾渭分明的界线，相反，我将试图去加入它们在诸多领域中展开的互动游戏。

干预：中医的身体修辞

如果像马克思所说的那样，历史造就了五感的理论家，我们可以猜想，中医在其漫长的历史当中会有绝佳的机会来阐明这种理论。医学知识及医学临床工作为研究历史中的身体提供了特别有用的路径，我在这本书里会经常转向对医学材料和实践的讨论。[1]既是自然又是文化建构的疾病难以被预料而且极为复杂，不断地为知识和经验制造反常。尽管过去数百年中生物医学实践在疾病分类方面顽强探索，但我们仍然不可能为临床上出现的数量繁多的大小疾病找出足够的范畴。总体上看，我们继续在诊断、治疗和分类方面修修补补，尝试着对各种身体感受做出解释并将其置于医学的控制之下。尤其是在临床背景下，医学写作中充斥的异常、需求、危机，不仅是生物有机体的声音（尽管这是一个需要记住的重要维度），还是（并且总是）作为文化—历史交汇点以及日常实践形构的身体的声音。我们既饱受疾病之苦，又以个体或集体的方式采用新策略、新语言、新文化去应对类似疾病这样的事件。

身体作为这样一个交汇点是一片肥沃而混乱的温床，对于生物医学而言，它是活跃的，对于中医而言同样如此。从许多方面来看，这两种风格不同的现代临床实践依据的都是某种特定的身体（如果定义足够宽泛的话）。它们都将疾病过程定位于个体内部或周遭。在今天它们都没有时间和资源去把注意力放在面向更广大人群的预防医学或公共卫生。[2]此外，疾病（或者至少失常）是它们面对的共同问题。两种方法都把多数实践中的注意力放在对不适状

1　在这方面与我的取向非常接近的一个范例是栗山茂久（Shigehisa Kuriyama）对早期汉文文献的研究。在其有关经脉研究的作品（Kuriyama 1987）以及最近的书中（Kuriyama 1999），栗山茂久认为，对于历史学家而言，一个核心问题是：如果贯穿有记载的历史，人类的身体相对无甚变化，那么医学的历史如何能够被书写？换言之，因为医学有如此繁多的变化，那么我们也可以设想医学所处理的身体并没有人们曾经设想的那么恒定。

2　这里我特指的是美国的生物医学机构以及中国的传统医学机构。在那些已经切实建立国民健康体系的国家里，生物医学和所谓替代医学（alternative medicines）的情况可能有显著区别。

况的治疗以及舒缓痛苦，同时它们都承认有时需要以诱发紊乱的方式去消除紊乱。[1]

　　1950 年代中期，中医这一领域开始得到政府全面的支持，从那以后中医的作者们在论证传统医学合法性时就会把它看作公共卫生服务体系的一个组成部分，这个体系意在让中国民众保持强壮而具有生产力。这是一种极为有效且同时具有深层伦理含义的策略，它让一个（脆弱的、"不现代的"）领域在政府支持的社会主义架构之内维持着自己的一席之地。但在实践当中，这个领域做的可不只是把染病的身体变成高效的工人。中医还可以提供一种非常个人化的愉悦以及一个可以频繁练习区分好坏事物的实践领域。区别可能在于，前者是一种就其结果（健康）而言有意义的工具，后者则是一种内在固有的自我证明的实践，本身就是一种健康的养生法。即使是收入微薄的个体也可以通过一些日常技术来让自己感到舒适，在每天的困顿和挫败中得到一点补偿，或是建设一种可以支撑身体满足感的生活，这种生活常常包括医学和运动方面的养生法，以及烹饪、穿衣和按摩。

　　因此，如果考虑到培养乐趣、积极实现健康甚至是生活的美学，现代"传统"中医这个领域真可谓硕果累累。比如说，在过去的十五年里"自我保健"类读物、生活方式类电视节目、药品广告和兴趣俱乐部方兴未艾，传统医学在其中扮演了非常重要的角色。来自这一领域的专家们通过这些大众媒体提供营养方面的建议，依据中国本草的逻辑和要旨解释导引和打坐这样的古老养生术，并且

1　因此，近来一些医学人类学学者转而关注疾痛（suffering）问题，他们不是单纯地以一种人文主义式的方式与那些不加批判便采纳医学议题（比如遵守医嘱和治疗的效果）的人类学家划清界限，而是将疾痛当作是比较的基础（参见 Kleinman et al. 1997, Kleinman 1988, and Good 1994）。

强调规律生活可以给健康带来的益处。

　　对于那些附属于国有工作单位、薪水增长缓慢的医生来说，在各类大众传媒当中做出贡献是从改革时代的消费者财富以及个体享乐主义当中变现的途径。中医的各类文献本身就和那种对积极健康的追求一拍即合。那些想要将自己的专业知识翻译为日常（而不是患病状态下）生活关切的临床医生有丰富的资源可以利用。公元2世纪的医学经典《素问》中有一句不断被引用的话，"上工治未病"，总结并认可了传统医学对疾病预防和日常生活艺术的关注。[1]但是这只是前现代浩如烟海的"养生术"文库的冰山一角（关于养生的讨论参见第六章）。

　　无论是出于预防还是治疗的目的，中医界人士自信他们掌握了干预身体感知体验的有效技术。草药的首要分类原则是"味"（这是一个专业概念而不是指事实上的味道），这一事实本身就证明在这个领域中感官体验和治疗存在重要联系。这些苦涩却带有一股清香的药物是催生或维持愉悦、舒适、满足、有趣之类感觉的手段，驱散痛苦、烦躁、抑郁、昏沉。医生和病患都知道，"从经验判断"这些手段是有效的，其所产生的主观上的微妙变化是实验室检测难以发现的。

　　病人群体中相当大部分是非急性病患者：不孕不育的夫妻、阳痿或秃顶的中年男人、长了痤疮或有头晕毛病的年轻人、想减肥的女人、想戒烟的男人。如果我们从他们的立场走近中医的实践世界，就不难发现传统医药可以作为一种身体的鉴赏或愉悦的源泉而出现或发展。草药治疗，尤其是当它开始缓解症状并对棘手的日常顽疾体验提供新的控制感时，其自我转化的精密技术甚至可以激励

1　《难经校释》，南京中医学院校释，人民卫生出版社，1979年版。

出一种惯习美学（aesthetics of habitus）。

所以，这本有关食与色的愉悦和困境的书会频繁回到中医，尤其是近来它正变得越发流行这一方面。对于下文的论述而言，改革年代传统医药超越诊所和医院的围墙渐趋流行的事实是一个重要的背景条件。当然，这一领域的走红部分是由于很多草药和针灸方法具有特别的效力。但是，在这个显而易见的观察之外，我希望避免以功能主义的视角理解中医（就这一点而言也包括食与色的其他新形式）。在人类学当中，人们常常单以一种文化制度的存在，例如一系列被称为"替代医学"的实践，就认为它足以说服我们一定有一些基本且普遍性的人类需求，而这些实践的功能也是满足需求。我不会认为在当代中国接受传统医学服务的人需要一种本土形式的心理治疗，或者需要一种以"文化相宜"为托辞的医疗实践模式。相反，我想要思考那些寻求传统医学服务的人（不管是出于什么样的原因）所培养出的一些愉悦（pleasure）。把医学服务看作欲望的对象，是对欲求而非需求的满足。或许在中医及其积极健康观念这个案例中，这个看法看似有些奇怪但却并不牵强。愉悦是多变、莫测、转瞬即逝的主体性领域，而功能主义人类学则倾向于将需求渲染为人性和行为中难以回避且时常是无意识的特征。从愉悦而非需求入手，我可以在历史和社会当中重新定位身体。

食与色

告子和孟子都把食色之欲放在一起讨论，因为二者看起来都属于天生本能。尽管这本书已经证明欲望的形式绝非自然（"自然"的意思是不可避免的、在任何地方都相同的或是由外在于人类历史的因素决定的），但是食物和性仍然看似有一种紧密的联系。比如说，当我想要给本书取一个名字的时候，我发现很难在副标题的"食与色"当中加入医药或其他有关欲望的必要的分类。尽管有理由认为，对当代中国的一些人来说"健康"也是欲望的一个目标，但是这个词的字面意思并不能引出本书想要讨论的享乐主义问题和历史流变。而且，虽然书里使用了很多医学材料，但是健康却不是一个真正的分析对象。

我曾经说过自己想要把握现代中国的一个特定的历史时刻，在这个既不完全属于当下又不全然是过往的时刻中，愉悦极为重要，而且不只是对那些对毛泽东时代道德秩序没什么记忆的年轻人而言。[1]事实上，本书中呈现的材料证明，那些仍有历史记忆的人所获得的享受正是沉浸于曾经被禁止甚至难以想象的快乐中所带来的满足。不可能一一罗列中国人可以追求的新奢侈，人们的欲望迅速更新，罗列表格会非常无聊。我所做的是进行一系列主题研究，将社会主义过往与市场至上的当下联系起来，将身体的生命史与短篇小说、散文和电影中诱人的描绘联系起来，将正式的知识与难以捉摸的经验联系起来。对于探索所有这些实践维度而言，食与色是有所启示的领域。

《食色之欲》分为两个部分。第一部分的序言中提供了一些文本和逸闻的事例，以显示过去几十年里中国人的餐桌上发生了多么大的变化。接下来对吃的讨论从药味开始。第一章显示了中医如何塑造一种可以被设想为是有味道的、时间性的身体。中医用一系列

1　宁瀛在1993年拍摄的电影《找乐》可以作为一个例证。电影的名字聚焦于快乐、愉悦，它审视了一群（大都已经进入老龄的）在天坛公园唱京剧的票友们所展开的一系列冒险。《找乐》这一片名既讽刺又饱含深情，它指涉的是老人们唱京剧这种单纯的快乐。这个词时常也被那些痴迷于消费的年轻的暴发户们挂在嘴边。

植物、动物、矿物质处理肉身经验的变迁，将自然的这两个方面通过系统性的分类语言联系在一起。通过中医的这种连接方式及其口服的味道浓郁的药汁，身体彻底向历史和所有吃（或不能吃）的场景敞开。包含大量与味道相关的语言和技术的中医可以调动某种生成体验的力量作用于同时吞下药物和食物的身体，这种身体里贯穿着中国近代历史中物质的困窘和意识形态的繁杂。被饥馑留下烙印的身体或许需要多年的医治，终于能吃饱饭的家庭或许需要治疗食欲不振。或许所有人都有可能心怀感激地转向（名义上与政治无关的）中医寻求干预，干预无法忘记政治的身体。

这种政治化身的一个侧面是（总是不均衡分布的）饥饿的历史。因此，第二章细读了一些特定的虚构文本，这些文本充分显示出有关 20 世纪的匮乏的历史意识，同时对改革时期开始出现的财富累积感到欣喜。比如说，这一章展示了食物如何以一种特殊的方式在 1945 年的歌剧《白毛女》中被政治化，接下来又转而呈现虚构作品如何再现集体主义的短缺和市场经济的丰盈。我从《芙蓉镇》当中摘取大量有关六七十年代吃饭问题的描写，以此给读者留下有关先前那些时期的现实主义印象。这两部作品都通过非常明显的道德叙事来梳理社会和政治世界。当时的作品所呈现的视域更为工整，强调的是阶级斗争，改革时代的小说则避开阶级政治，但是却动摇了阶级政治一些最为严肃的预想。没有哪类作品能够避免政治。

第二章中另一部作品是陆文夫的《美食家》，其中讨论了一种更为全面但含混的食物政治化。这篇小说是中国改革时代探究政治、饮食和近代史问题最为著名的虚构作品之一，提出并编排了仍旧为当代中国消费者关切的许多问题。全民共享的短缺、劣质食物，只有少数人享用的文明奢侈品，二者哪一个更可取？在一个努力终结异化生产阶级的社会，只消费的阶级是否具有合法性？可以理解的是，《美食家》在一种悬而未决的氛围中结尾，从棘手的意识形态和身体困境中抽身而出。在八九十年代，很多中国作者都采取了和陆文夫一样的美学转向。

受到陆文夫所不能解决的那种含混性的启发，第三章回归到对中医及其所塑造的历史性的身体的讨论，解释了怎样在更为广阔的记忆、历史和实践领域中找到生理学和病理学意义上有关过剩和匮乏的理论。因此，在这一章中医学理论和莫言对酒席（连同其中所有细微操作、恰到好处的饮食之道）的体验以及讽刺性的怀旧是并置的。作家莫言仍然记着饥荒，并且间接地批评了人们此后对这段经历的挪用。从最高调到最平凡，过剩与匮乏的问题将政治与肉身关联起来，在吃这一领域尤其如此。

本书的第二部分会转向对性的讨论，不是讨论性行为本身，而是在过去几十年里已经渗入中国流行文化中情色领域的特定话语。通过对最后一个经典的劳模故事——模范女性杜晚香（Ding Ling 1988）——的思考，序言带领我们简单地重温过去的时代。就像是第一章开头所提及的那位模范军人雷锋一样，杜晚香并没有纠缠于吃喝或个人欲望当中。但是她确实提供了一种可能，让我们一窥某种毛泽东时代的集体情欲，一种有自己的敏感和兴奋区域的身体存在。在序言当中，我也回顾了自己对毛泽东时代日常生活中存有一种浓烈情欲的感觉。

在脑海中仍然存有那种标本式集体主义情欲意象的前提下，第四章认为在毛泽东时代之后，若要设想一种"现代"意义上的性，必须要建构特定的"个体"。为了达到这一目的，我阅读了彼时极具影响力的一部小说，张洁的《爱，是不能忘记的》。这部小说之所以可以被称为是伤感的，是因为它在后毛泽东时代的流行文化议

程中首次提出了情感（个人的、私密的情绪）问题。我的阅读探索
了张洁对一段隐秘爱情的描写如何在改革初的几年间激起许多更为
宽泛的政治、写作和具身感上的危机。在阅读这篇小说的同时，我
还思考了由中国医生们撰写的一系列自传式散文。这些生命故事
与张洁的小说同时出现，并且（至少是在专门的医学领域里）几乎
获得了同样的赞誉。它们以当时极为空前的方式提出了自我这个问
题。这一章探索了这几类改革初期的流行写作，将它们视为对一种
特定的现代自我的表演式召唤（performative invocations）。只有在
这种私人化自我被建立起来之后，第五章的主题"性"（sexuality）
才可以成为现代中国人经验的一种模式。

在第四章里所讨论的那些文本发表数年之后，性成为中国的一
个热点话题。第五章思考了上海的性教育和性解放运动，特别聚焦
于一项针对性行为的雄心勃勃且流传广泛的社会调查。这一章检视
了这项社会学研究中的修辞和假设，发现这类新兴的国际化的知识
在中国与我们在其他地方所熟悉的同类知识并无区别：它们建构了
自己声称所要描述的内容。因此，社会学家所调查的性行为已经在
密集建构之下成为后社会主义中国消费者的一种经验模式。

不过，性爱不能被简单视作一种各别且不变的现代形式，平顺
地散布在中国人刚刚拥有的私人卧室里。第六章考察了一种阐述具
有国民性的"中国"性爱的文学类型。近来所兴起的古代色情艺术
作品出版风潮让现代读者可以享受一些被翻译为白话且注解丰富的
最古老的东亚著作。这些文本以及两千年来紧随其后的大量作品构
成所谓"房中术"的核心，兼具情色、医学和形而上学的意味。无
可否认的是，它们是一个迷人的语料库，现代人有可能展开各种清
晰的解读。但是，我更感兴趣的是理解这些文本在当代中国被接受
的状况而非其历史和哲学含义。阅读评论性文章和一些次要的房中

术作品，我们可以明确地发现在汉代文本的隐晦字句之上附着的是近来对男性气概、专业知识和民族主义的关切。将遥远过去翻译为极具性意味的当下，通过对这种翻译的阅读，我所探究的是对民族遗产和特定历史身体之再现的风格和政治。

　　在《尼采，谱系学与历史》这篇著名的文章里，通过讨论尼采所使用的"出身"（descent/Herkunft）这一比喻，福柯论证了以谱系学方法研究历史的合理性。"出身"是一个有用的范畴，因为与其他理由相比，它"将自身与身体关联在一起"[1]："这个身体，以及触及这一身体的每样东西（食物、气候以及土壤），都是出身的领域。身体上显示着过往经历的烙印，也催生了欲望、缺点和过失。……这个身体就是事件所铭刻的表层（事件被语言追溯又被理念消解），是自我裂解之处（接受了存在某一实质性统一体的幻象），是一部总在散落的书卷。因此，作为一种对出身的分析，谱系学处于身体与历史的连接处。它的任务就是揭示一个完全被历史所刻写的身体以及身体被历史摧毁的过程。"[2]

　　或许民族志也希望"揭示一个完全被历史所刻写的身体"，展现身体因理念和时间而经历的稳步而形式多样的破坏。正如谱系学方法拒绝对历史的宏大叙事，这样的民族志将必须远离"文化"的总体承诺，拒绝接受存在某一实质统一自我的幻象。但是，就像是那些"头发灰白，一丝不苟地耐心做着记录的"谱系学家一样，[3]人类学家也可以希望去理解特定时代特定人群形成其集体经验的方法。

1　Rabinow 1984: 82.
2　Ibid.: 83.
3　Ibid.: 76.

经验本身之所以能够被留意，因为它存在于过往。因此，它总是需要经过话语和制度的中介，符合历史为我们提供的感官塑造的想象和修辞。经验不在当下，也不是单一的，它也不能够真正成为一种哲学或史学的根基。但是它的复杂性、物质性、含混性以及其中所饱含的记忆——简言之，它的具身感——仍然在生成各种各样的变化，不断挑战人类学的描述。本民族志在展开的过程中正是要遭遇这一挑战和历史。

袁长庚　译

第五章　食物、饮食与美好生活

　　思考一下烹饪书吧。[1]为便于使用，现代的烹饪书写作结合了清单与流程、原料与说明、物品与厨师操作，它们在食物的制作过程中相互配合。食物一旦烹饪完成，无论是自己吃还是赠予他人，都对人类集体生活的构建有着至关重要的作用。烹饪书似乎是一部共享的知识档案，但它在指导生活的（再）生产方面的作用实际上依赖于只被某些读者享有的隐性知识：乳化与混合搅拌的区别，牛奶煮熟（而不是煮沸）的温度，煎洋葱的黄色——这类知识更多是预设的，而不是言明的。而且只有那些亲自参与过烹饪劳动，起码当过学徒的人，才知道如何正确阅读一本烹饪书。经验对如何正确

1　这句话不但让人想到M. F. K. 费雪（1990）那本知名的《写给牡蛎的情书》（*Consider the Oyster*），而且也让人想到野地里的百合花，它们同样值得思考，因为它们"既不耕种，也不织布"。在此我希望感谢萨拉·阿克曼（Sara Ackerman）、杰西卡·卡特林诺（Jessica Cattelino）、詹妮弗·科尔（Jennifer Cole）、凯莎·菲克斯（Kesha Fikes）、何伟亚（James Hevia）、赖立里、达妮琳·卢瑟福（Danilyn Rutherford）、玛格丽特·斯卡里（Margaret Scarry）、巴里·桑德斯（Barry Saunders）、马克·索伦森（Mark Sorensen）、帕特里夏·施派尔（Patricia Spyer）、王玲（Wang Ling）、吴秀兰（Wu Xiulan）、张其成对这一观点的各方面提出的有益评论。

调配这些事物与操作十分关键。

我想起多年前一位明尼苏达的朋友寄给我的一则来自《红木公报》(*Redwood Gazette*)的食谱,全文引用如下:

三明治夹心:
斯帕姆午餐肉一罐
金枪鱼一罐
蘑菇汤一罐
混合搅拌。无须调味。这能做大约三打可储存的三明治。

这张简报在我的冰箱门上供奉了很久,读过它的访客都觉得很搞笑。仿佛这些三明治里填充的是缺少自觉的社会阶级。我们笑的是那些依然在买斯帕姆午餐肉的小镇家庭主妇,这种战时食品已经被大多数美国人放逐,它属于穷困的过往,她们买蘑菇汤罐头也是因为可以作为无须调味的酱料。我们立刻想到松软的白面包和教会女士的咖啡,小镇妇女们分享着厨房里的窍门,把罐头摆满茶水间。会烹饪的读者还惊叹于这道食谱出奇地简练。午餐肉和金枪鱼该打碎,切块,还是捣成泥?蘑菇汤需要兑水稀释吗?白面包片是否应该去皮?有些反应甚至更直接:想到那些加工食品甚至都不加热以抵消这三明治馅料的劣质口感,世界主义的味蕾们有些反胃。

然而这食谱的卑微正有着某种尊严。这是人们互相投喂的食物——否则即便三明治能放得住,你为什么需要三打之多?在一个崇尚可存储食品的食物体系中,这是人们用负担得起的手头食材凑合对付的午餐。多年下来,我已不再打算嘲笑那些为《红木公报》食物版撰稿的明尼苏达厨师们。有时,我也渴望过上他们那样的生活。

这篇文章将首先梳理人文科学中研究食物与饮食的一些路径,

接着我将把我对饮食的人类学旨趣缩小到寻求几个问题的答案：食物在社会生活的生产与再生产中扮演了什么角色？食物的知识、实践与偏好又有什么因时因地的差异？饮食实践与历史经验之间有着怎样的关联？所有这些问题都与一个更简单但也更宏大的问题相关：食物可以被赋予怎样的能动性？我将探讨的是我最近在北京进行的关于养生的合作田野调查中的两则轶事，从而开启这个能动性的问题。最后我认为，日常生活中的能动性是一门手艺[1]，其中包含着具体的人（embodied humans）与食物这类物质对象之间的亲密协作。就像食谱及其所依赖的烹饪技巧一样，也如同品尝食物与品味他人的陪伴一般，打造美好生活是一个即兴发挥的项目，其中有着许多的不言而喻。民族志让人们注意到的正是这种具身的、搭建的常识。

关于食物的阅读

食物以及生产和消费食物的技术传达了许多信息，向我们讲述着多种生活方式。像食材这样的物，和烹调实践这样的行动，长期以来一直在人文科学的菜单上并存。[2] 食物与饮食的话题，无论是

1　根据后文，作者在这里借鉴了本雅明在《讲故事的人——论尼古拉斯·列斯克夫》一文中提出的craftmanship概念。三联书店2014年出版的《启迪：本雅明文选》（汉娜·阿伦特编；张旭东、王斑译）中译本将其译为"工艺"。——译者注

2　通过狩猎、采集和农业等实践获得的食物，与我在此讨论的烹饪技术和饮食经验一样，都在关于食物的文化主题中占据核心位置。事实上，一个充分的民族志路径很快就会发现食物的生产，与食物消费的体验与效力是不可分割的。但在这篇文章中，我略去了耕作、销售等食物系统中与饮食经验不太接近的其他方面，为的是聚焦于将饮食当作一种实践的相关文献范围内。

在美食学的传统之中，还是在饮食方式的多元文化辑录之中，都已经有了百科全书式的整理编纂（Counihan & van Esterik; Chang; Scapp & Seltz）。无论是过去还是当下，在地方还是全球，人类的饮食都是极为多样化的，与饮食相关的社会实践也像这世界上的社群一般各有不同。此外，变化的膳食与特殊的饮食习惯几乎界定了社会的多样性，同时也赋予了文化具体的形态。实际上，"人如其食"（you are what you eat）这句口头语在不同的人文科学中不断被提及，这提醒我们，食物令人成形——它直接生产了身体与生命、亲属群体与社群，经济系统与意识形态，同时也反过来被这些形成所生产。

为了回应食物实践的经验多样性和形塑之力，人文科学的文献提供了许多研究食物的路径，每种路径都具有一定的综合性。就人类学而言，从学科肇始之初，食物就是有助于思考的。20世纪的人类学几乎都建基于这方面最早期的经典文本之一，也就是威廉·罗伯森·史密斯（W. Robertson Smith 1972[1887]）所著的《闪米特人的宗教》（*The Religion of the Semites*），在他关于祭祀食物的章节中，罗伯森·史密斯为人类学贡献了共餐（commensality）的概念。这个术语让谁在一起用餐、吃什么、有何影响的问题一直延续在人类学的菜单里。罗伯森·史密斯当时已经以一种动态和相对主义的方式构想出关于饮食的社会学问题：他分析了反映在自己关于中东部落文化的资料中的共餐实践，认为这些实践在多层次的复杂性上造成并再造了社会群体。此外，他注意到，一起用餐的群体——共餐伙伴（commensals）——之中不但包括人，还包括神。[1]

---

1 参见罗伯森·史密斯，第287页和其他一些地方。在《闪米特人的宗教》中，这些论证旨在阐释与"闪米特人"的历史相关的材料，罗伯森·史密斯将"闪米特人"定义为"包括阿拉伯人、西伯来人、腓尼基人、阿拉米热、巴比伦人和亚（转下页）

有趣的是，罗伯森·史密斯的论证也否认了核心家庭作为共餐群体在历史上和理论上具有首要地位，他对那种理所当然地把家庭领域假定为一个共餐群体，并从中推导出像闪米特部落这种更大群体的结构的观点提出了批判（Robertson Smith 1972[1887]: 278-280）。[1] 相反，他认为源于个人和群体与神圣事物之间关系的食物禁忌总会把家庭这样的小型共居群体分割开来，让所有核心家庭成员共同用餐变成了较为不寻常的情况。在他的叙述中，由饮食实践表达并组成的横向联系所建构的亲属关系超越了共居、血缘乃至人性。由此可见，除了那些由一起吃饭的人们（以及神灵和祖先）构成的共餐单位之外，并不存在什么"天然的"共餐单位。

随着建立在田野基础上的民族志的初步繁盛，食物变成了人类学传统中更为核心的问题。例如，马林诺夫斯基关于特罗布里安群岛库拉交换系统的经典之作可以说是拓展了"共餐"的概念，从而处理了谁在什么特定的时间、用怎样的运送技术、通怎样的仪式性与象征性的合法化手段、对谁"喂养"什么的问题（Malinowski 1922）。[2] 尽管相比同时也在流通中的山芋和猪，马林诺夫斯基的兴

（接上页）述人在内的亲缘性民族群体，他们在古典时代占据了伟大的阿拉伯半岛，以及叙利亚、美索不达米亚和伊拉克的更为肥沃的土地，这片土地从地中海沿岸一直延伸到伊朗和亚美尼亚山脚下"（第1页）。有时，罗伯森·史密斯将他的观点扩展到所有人类社会在进化过程中的一种平行的发展。这部作品的成就之一是提出了具有相当强的比较力度的社会学原则，用以解释当时零星的、主要来源于圣经的历史材料。

1　帕特里夏·施派尔（Patricia Spyer）在对这篇文章的评论中指出，作为一个民族志学者，在这样一个与欧美传统的假定截然不同的共餐环境中，她需要"偷偷摸摸地吃"。
2　那些对马林诺夫斯基所创立的功能主义取向进行了拓展的人类学研究，也对关于食物的研究做出了重要贡献。例如，见哈里斯（Harris 1974 and 1985），亦可见拉帕波特（Rappaport 1967）。近来一项关于全球化和营造世界的（world-making）食物交换的研究，见贝斯特（Bestor 2004）。

趣更多在于库拉贝壳这样价值高昂、不可食用的交换物，但安妮特·维纳（Annette Weiner）和南希·曼（Nancy Munn）以创新的方式跟进了这一经典研究，切实将关注点转向了食物、喂养和饮食（Weiner 1976; Munn 1986）。[1] 在这一传统之下，布拉德·魏斯（Brad Weiss 2003）一项近期的研究《神圣的树，苦涩的果》（*Sacred Trees, Bitter Harvests*）围绕咖啡这一消耗品展开了广泛的论证。魏斯不断回到（作为作物、交换物、全球商品，以及殖民政策与国家政策对象的）咖啡本身，探索了从咖啡到其他物与过程之间的实践与评估环节，这些物与过程包括"神圣的"树，作为作物与食物的香蕉，玛瑙贝、卢比和铁锄形货币，衣服、商旅贸易和农业合作社，以及对一切进行计算的方式。这种追溯着物、意义与实践网络的方法围绕"全球化的咖啡"逐渐建立了一个完整的社会世界，表明任何形式的食物都可以被当作一个活生生的世界（lived world）的中心。当然，它只是多种可能的中心之一；但这种详尽透彻的民族志说明，连接食物与其他一切事物的环节是不可化约的，这样的环节不应该被分析所消解。

近来许多关于事物和饮食的研究都集中在心理学和社会学的身份（identity）问题上，而这也是经典人类学的老话题了。传教士民族学家斯宾塞（Spencer）和吉兰（Gillen）在他们对澳大利亚社会和宗教习俗的研究（1899）中，通过书写社会系统某种程度上是由

1　曼对加瓦种植、烹饪、食用、赠与和接受食物的文化逻辑和广泛的物质后果进行了深入研究，她的研究在深度和抱负方面可与雅克·德里达（Derrida 1991, 2002）对消费和交换在伦理和语言层面的思考相匹敌。第二篇德里达的文章与饮食实践的关系在萨拉·阿克曼的《读素食主义叙事和德里达的动物概念游戏》（Reading narratives of veganism and the play of Derrida's animots）（未出版文稿，2004年5月3日）一文中得到了清晰的探讨。

食物禁忌所强化的，从而强调了人类行动者对食物来源的认同。他们的描述——以及其他像费森（Fison）和霍伊特（Howitt）（1991[1880]）这样的早期民族学家的描述——被涂尔干和他的学生们吸收、拓展，他们通过可食用但又成为禁忌的动植物图腾创造了一个强有力的社会学，将个人缝合到自成一体的社会群体之中。这些议题如今已被我们归入身份之标题下，如果说，与更晚近的一些作品相比，对这些议题的早期思考并没有那么多的还原主义色彩，那就是因为他们倾向于坚持通过知识与实践同时对自然和文化进行建构。例如，涂尔干（Durkheim）和莫斯（Mauss）的《原始分类》（1963 [1903]）探讨了一个把食物禁忌和饮食实践当作人类生产与再生产技术的宇宙—社会逻辑框架。[1] 正如后来的民族志所揭示的，这样的框架是内生于日常生活及其饮食实践的，而不仅仅是从生活世界（lived worlds）中抽象出来的分析。[2]

　　可以说，20世纪下半叶的人类学实际上是建立在食物研究之上的，其中列维-斯特劳斯（Levi-Strauss）的《生食和熟食》（1983[1969]）和《餐桌礼仪的起源》（1990[1978]）占据了重要地位。玛丽·道格拉斯（Mary Douglas）早期对食物和烹饪方式的兴趣也不容忽视，她在这方面的兴趣仍在不断增长（1966, 1999）。结构主义人类学以多种方式重申了饮食之于人的社会性存在的核心地位，然而，这类研究沿袭着在《原始分类》中尤为显著的涂尔干传

1　当然，这些作品并不是当代意义上对实践的研究。肇始于19世纪末的弗朗兹·博厄斯（Franz Boas）的民族志工作更加接近对于实践的研究，他对美国西北海岸的消费实践，尤其是夸富宴制度进行了详尽的阐述。可参见博厄斯（Boas 1966）。

2　例如，见皮埃尔·布迪厄的随笔《卡拜尔人的家屋抑或颠倒的世界》（*The Kabyle House or the World Reversed*）（Bourdieu 1990[1970]: 271-283）。

统，其主题总是更多围绕着心灵而非身体。尽管列维-斯特劳斯和道格拉斯之间存在分歧，但归根结底，他们分析中的共同兴趣都在于为心灵生活赋形的重要结构。因此，尽管两位作者的作品中都包含对食物的精彩论述，但食物的味道、饮食的体验以及围绕共餐生活而产生的特殊社会性，却很少成为他们的核心议题。

20 世纪 80 年代以来，食物的民族志研究把现象学的重要意义还给了饮食与味道，将其视为发生在社会环境之中的、具有丰富心理学意义的过程。大卫·E. 萨顿（David E. Sutton）在他对希腊卡林诺斯岛饮食文化及其社会记忆形式的民族志研究中，对近来的文献进行了精彩的评论。他探讨了对味道、社会性、时间与空间的体验如何以各种不同的方式重新占据了民族志的中央舞台。他聚焦于记忆的文献回顾及分析，呼应了卡罗尔·康尼翰（Carole Counihan）关于意大利和美国如何通过"食物的文化用途"进行身份建构的丰富而敏锐的探讨（1999a; 199b; Counihan and Kaplan 1998）。这类研究的抱负在于，他们拒绝将饮食限定在政治经济、营养、社会结构，抑或个人体验的狭隘领域。他们或许不是严格的"后结构主义"，但他们肯定是后功能主义的，因为他们在努力解释食物用途的文化形式时，并没有还原式地参照仅由某种需求而产生的稳定机制。在关于食物实践研究的新篇章中，欲望、愉悦和痛苦扮演着重要角色。我把我自己对后毛泽东时代中国饮食文化的研究放在这个序列中（Farquhar 2002）。在这部作品与食物有关的部分，我试图将饥饿和味道去自然化（denaturalize），通过对过去的饥荒感和当下的消费热潮的分析，我试图彰显食色之欲如何因历史背景而不同，其特征如何在急剧的社会政治转型之下蜕变。上述这些人类学路径都对社会生活的形式与过程提出了一些论证，既远远超越了人的膳食摄取，又与之密切相关。的确，可以说人类学家很难仅仅关注食物本身。他们的关注总是会回到社会形态（social form）上，从国家到亲属群体，从身份到历史，这些都是在食物的实践中被表达、被建构的。

历史学家们自己的路线是通过食物档案来掌握社会实践的细节，并提出对于社会形态更为宽泛的叙事。长时段历史学家从早期烹饪书这类不起眼的资料中推断出那些日常生活中并未进入历史记录的面向（Flandrin & Montanart 1999; Forster & Ranum 1979）。在他们的引领下，文化与社会历史学家用食谱和烹饪技术填补了书面档案中的材料空白，举例来说，这将经济史与性别史联系了起来，同时丰富了我们对日常生活的实践与空间如何缓慢演变的理解（Theophano 2002; Davidson 1982; Bennett 1996）。在这世上有着高端料理书写传统的那些地方，存在着更多可以编入历史的繁复论述。在这些传统中，伴随着相关食材、技巧和民俗的列举，抽象的原则可能会在关于烹饪和食物的写作中得到表达。例如，在中国或法国的美食文学中，烹饪书的写作会辅以对风味、质地、形与色的审美思考；明确了食物实践与更为广泛的品位、鉴赏力和社会阶级领域之间的联系。[1] 例如，中国有一种烹饪书汇编了 20 世纪前宫廷里的食物和菜单；我认识的拥有这种典籍的人往往并没有其他烹饪书，而这种食谱的魅力可能与实际的饮食或烹调并没有什么关系。食物并不是次要的，人们可能会从这些书中获取能够应用于自己厨房中

1　这方面的经典作品是让-安特赫尔姆·布里亚特-萨瓦兰（Jean-Anthelme Brillat-Savarin）的《味觉生理学：先验美食学沉思录》（*The Physiology of Taste: Meditations on Transcendental Gastronomy*）（1949 [1826]），亦可见大仲马（Dumas 1958 [1873]）、托克拉斯（Toklas 1984），以及乔安和土鲁斯-罗特列克（Joyant and Toulouse-Lautrec 1995 [1930]）的作品。中文的百科全书式汇编往往侧重于食物的功效，可参见窦国祥（Dou 1999）。

的灵感。但他们清楚，自己并不能重现这些食谱和故事所代表的那种生活。那么在他们的阅读过程中更有可能的是，这种宫廷食单提供了某种类似于贵族生活的完整愿景，一个遥远而迷人的旧日国度里由物质所体现的社会秩序。一种审美化的、同时也刺激了味蕾的历史感。

然而，关于美食的名作倾向于隐藏或轻描淡写其最为理论化的面向，在探索当地社会生活的美食和审美面向时，对社会性与物质性之间的常识性关联只是提出假设猜想而非解释说明。由于很少有关于食物的论述说明了它所探讨的美食系统之中的实践逻辑，历史往往呈现出自然而然的样貌（Bourdieu 1977, 1990）。那些通常未被言明的东西会被认为是自然的、普适的。因此，无论其技巧如何游刃有余，大多数关于饮食的写作依然还是地方性的。在南京和纳什维尔，冲泡得恰到好处的参茶让人陶醉其中。中国出版的健康指导书籍中列出了参茶的功效和特性，甚至一些美国人也发现它大有裨益。但如果想要了解人参以怎样的方式——作用于怎样的体质、怎样的社会世界——为打造美好生活做出贡献，就鲜有资料可供查阅。某些东西对一个食用者或饮用者来说是种"替代药物"，或是一种新世纪的草本兴奋剂，对另一个饮用者来说则是晚年生活的乐趣之一，或一个消费亲朋好友美好祝愿的机会。食物在实际生活中发挥其力量的方式并不相同，而这些在文献中往往没有得到阐述。

相比于烹饪书和食典，关于营养的自然科学文献有着更大的理论抱负。营养学家们掌控的是一个强大的分析系统，可以定位和量化食物的成分属性，如维生素、脂肪以及碳水化合物。营养学基于解剖学和生理学意义上的身体观，发展了（以食物自带的营养因素的形式出现的）外部世界与肉体生命的内在过程（即始于消化这一生理过程的种种扑朔迷离的活动）如何衔接的知识。从历史上看，这类知识往往是规范性的："食物如何影响我们"这个问题自始至终都是由"人们应该吃什么"这个具有实践和伦理色彩的问题来回答的。例如，近来大批关于旧石器时代饮食的热门作品借鉴了考古学研究，为这个问题赋予了进化时间上的深度：智人最天然的食物是什么？（Ungar & Teaford 2002; Audette et al. 1999; Cordain 2001; Shepard & Shepard 1998）人的生理结构从根本上来说最适应什么食物？此外，关于"食物金字塔"合理结构的论辩让教育者、家长、出版商和政府部门在努力对专家的饮食建议进行简化、系统化的同时，也顺带通过小学教育和午餐餐厅的管理而谋取其重要影响。在这样的论辩过程中，关于人类生理需求的经验之谈不断受到挑战，不断被修正。[1]同时，尽管食物仍是个具体现象层面的问题，但它还是被分析成了各种因素，在经验层面抹除了它的力量。饮食的味道与社会关系不再是重点。与经典文化人类学对食物研究的缺位相一致，这类研究的关注点也偏离了作为对象的食物与作为实践的饮食。

在人文科学光谱不同于营养学的另一端，小说与纯文学也发现食物是很值得思考的。在美国，M. F. K. 费雪（M. F. K. Fisher）被视为 20 世纪食物写作流派中最为重要的典范，她把这个话题拓展到消化生理学、食谱，乃至美食对身份的构造等更为广阔的领域（1999）。费雪这样的作家不受生物学学科承诺或社会学传统的限制，她们横跨众多物质与经验领域，为饮食所维系的符号的、情色的、欢宴的世界重新赋予了魔力。她这样的作品恰恰说明了，对食物和饮食的研究并不是要像生物学或社会学那样对人类生活进行切

1　感谢人类学家 C. 玛格丽特·斯卡里（C. Margaret Scarry）和马克·索伦森（Mark Sorensen）为我简要介绍了这个问题。

割和还原，而是要对其进行统合与扩展。美食作家可以对社会，也就是对共餐伙伴，进行整体性的写作。不过，每个美食作家都会受到他／她社会位置的局限。所有的饮食都是在某个地方进行，且切身体现着某种观点。例如，在我之前关于 20 世纪末中国的写作中，展示了陆文夫的一部小说《美食家》是如何把饮食生活中难解的政治与道德矛盾编织在一起加以阐明的：不剥削他人的劳动，我们就没办法吃好，我们无法既吃得有道德，还能"吃得好"（Farquhar，2002）。然而在这篇迷人又令人恼火的中篇小说，食物直接的感官吸引力既支撑又削弱了叙述者提出的复杂观点。在故事发生地苏州吃过东西的读者或许能品尝到推动叙事的"过桥面"和番茄装虾仁的味道。[1] 从卡尔文·特里林（Calvin Trillin）的散文（1974，1983，2003）到普鲁斯特的《追忆似水年华》，从布里亚特–萨瓦兰（Brillat-Savarin）的思辨（1826）到爱丽丝·B. 托克拉斯（Alice B. Toklas）烹饪书中的怪谈，都可以察觉到类似的效果。一些作品的确将食物视为人类生活中一个不可分割的组成部分，对这类作品，人们不但用眼睛和大脑来阅读，而且也用味蕾，乃至整个身体来阅读。

但这个身体是什么？人类学或许是唯一开始用彻底的比较和相对主义的术语问这个问题的学科，并转向民族志之外的文献来寻找启发。美食学、营养和共餐的研究不但对于饮食人类学，而且延伸到身体人类学来说，都提供了丰富而诱人的资源。一旦我们在

1　另见乐钢（Yue，1999）。还有一些重要的中国小说是以食物为核心的，但并不是所有这些作品都在乐钢的重要研究中得到了详尽的考察。其中引人入胜的例子包括莫言的《酒国》（2000）、苏童的《米》（1995）。2001年，一系列中国著名知识分子关于食物的"偶记"开始由三联书店出版，这些作品是对社会文化背景下饮食相关的哲学思考与回忆。见车辐 2004；赵珩 2001。

理论上承认身体因为在特定时空形成各种活生生的形态而自有其偶然性，关于日常生活和物质性的学术研究就尤其有助于我们把这个"身体"进行相对化处理。关于美食和"食物文化"的文献颇具欧洲中心主义色彩，而与之平行的世界各地其他饮食文化同样复杂，却往往并未获得充分的承认。所有的人群，即便没有文学上的传统，都或多或少拥有关于食物的传说、关于饮食的历史和铭记这段历史的方式、以吃什么来区分邻里与陌生人的地理、对食物功效的具身化理解。某些传统还提供了一种系统的膳食学、饮食的伦理学、营养治疗学，乃至一种与饥饿和浪费相关的本土政治经济学。[1]所有这些丰富的人类档案都显示了一个游移的过程：一个可能始于食物，但很快便将话题转移到生理动因、社会形态、宇宙力量、道德准则、身体健康或历史记忆的过程。正是因为这种各自独立的解剖—功能意义上的身体、拥有营养需求的身体、体现个人生命史的身体，并非自然界一个既定的部分，这样的游移才得以发生。从一个简单的身体过程出发，我们可以落脚在任何一处，或至少可以说，落脚在任何一个物质的层面。

面对这部庞大而棘手的档案，一种食物与饮食的人类学应该如何展开？它何以挑战关于身体、因果与人性的主流常识？在一个正在被商业化消费、跨国公司农业、食品生物技术、日益精致的美食习惯、可能致命的饮食失调，以及伴随着浪费和饥饿丑闻而日益扩张的贫富差距所改变的世界中，当代民族志能否加深我们对人类饮食方式的理解？人类学能否在承认饮食与匮乏、不平等与剥削之间

1　关于这些内容，我们可以援引在中国出版的各类体裁的书籍。除了我在《饕餮之欲》（2002）中进行的关于药膳和关于口味的中医技术的讨论外，还有诸如窦国祥（Dou 1999）编纂的食疗全书、混杂了烹饪与自我保健的药膳书、关于营养和优质家政的大众健康作品，以及与食物相关的公民责任指南文学。

关系的同时拓展饮食的乐趣？什么是现在需要进一步理解的？相对
局限的田野和档案人类学方法怎样才能贡献新的，特别是人类学的
知识？

　　正如上述诸多讨论所显示的，人类学的一个典型优势来自它的
整体性、相对主义和基于田野的过往历史：民族志对生活世界的历
史与地理特性做出了阐释，这一点是通过对实践的考察来实现的。
人们希望这种经验贡献的结果是对人类想象力的拓展。当食物和具
身（embodiment）成为问题的焦点，文化想象甚至可能会相当地发
自肺腑，且包含着一些引人入胜的惊喜。因此，无论麦当劳餐厅在
北京或首尔是多么相似，快餐和小桌在不同地方的使用都让这些芝
士汉堡和炸薯条变成了一种具有文化特殊性的社会技术，正如它们
也改变了过去很少享用动物脂肪和乳制品的人群的口味与体型一样
（Watson 1997; Chase 1994）。用斯帕姆午餐肉做的三明治馅料，无
论对我那些见多识广的朋友们来说有多么奇特、搞笑，一部关于这
种三明治如何起源于小镇的民族志也将揭示出许多正在消失的美国
生活方式，以及食物中"慰藉"的含义。这些文化世界是人类学遗
产的一部分，我们对人的能力（如果不说"人性"的话）的了解长
期以来都得益于此。然而，列举可食之物，描绘构成其"社会语
境"的行为，并没有让文化得到充分阐释。仅仅知道西藏人或圣保
罗人吃什么、在哪儿吃、何时吃，并没能让我们更多了解他们的生
活。[1] 要充分地（如果不是完全地）理解整个共餐生活，需要的是

1　这种不足让人想到日常生活人类学中固有的问题。这在某种程度上是对布迪厄的
　　实践"场域"（field）这个词的另一种说法。为什么日常生活是"难以捉摸"的？
　　它对任何知识装置而言都是难以捉摸的，因为要理解它，就必须提出一个可研究、
　　可回答的问题。这种提问、这种目光的聚焦，从某个角度来看是选择了几种实践，
　　而失去了对这个场域整体的认识。在某种意义上，这种焦点的选择总是（转下页）

M. F. K. 费雪和陆文夫那样的专注和参与的热情，伴以力图摆脱他们自身的地方和阶级特征的分析。也许民族志可以试着回到那种整体主义，就像那些最优秀的食物写作一样，取消食物与思想、嘴巴与脑袋的区分，同时将这些物质性与更多的全球进程联系起来。通往这一目标的路径是日常实践的人类学，也可以理解为一种具身的人类学。

　　接下来我将食物和饮食档案中提出的大问题放在心上，力求只提供那些可以从民族志中收集到的宝贵资源，主要从我自己在中国的研究提出一些对食物和生活的见解。

阶级、历史与"传统北京"食物

　　2003 年秋天，我当时是一个调查小组的成员，这个小组访谈了对"养生"感兴趣的北京居民。[1] 流行的养生实践包括锻炼、营养规划和兴趣爱好，有一批关于健康、成功与幸福的颇具历史深度的文献鼓励并支持着这些实践。与胡太太的长谈是我们对市区中年

（接上页）已然（部分地）做出的。我们研究者（求知者）也是特定文化背景下的存在，我们无法感知整体性，只能在理论上对其做出假设。无论是对于过生活的人还是求知的人来说，都不存在对日常生活场域"预先断定的"（antepredicative）经验。所以它能够逃脱（认知与解释），且总是如此。关于日常生活的难以捉摸，参见列斐伏尔（Lefebvre 1991 [1947]）、德赛托（de Certeau 1984）以及海默尔（Highmore 2002）的作品。

1　这项研究得到了温纳-格伦基金会（Wenner-Gren Foundation）的国际合作研究基金资助。我在这个项目中的联合首席研究员是北京中医药大学的张其成教授。沈艺、赖立里、邱昊为本项目在2003年的田野研究做出了非常实质性的贡献，我们对此表示特别感谢。

居民进行的长时间访谈的其中一例。[1] 她在退休前是一家工厂的采购员，现在的时间用于给丈夫和 19 岁的女儿照顾家庭，此外，她也在居委会办公室做志愿者。我们提了一个关于饮食习惯的常规问题，胡女士回答说，在她家里，丈夫做他的饭，她给自己和女儿做饭。这对一个北京家庭而言是相当不寻常的安排，我们问她为何如此。

她回答说，她觉得自己是个传统的北京厨子，偏爱肉菜。"我做饭是为了好吃，不是为了营养价值，我喜欢油炸的东西。"尽管她主动提到，自己喜爱的高热量食物提高了她已然偏高的胆固醇水平，让她很难减肥，她依旧觉得自己的饮食习惯很好："我很注意饮食的。"她平时的做饭常规包括早餐的两个鸡蛋、面条和剩菜，中午和晚上都要吃几道肉菜——猪肉或鸡肉——外加一样米饭或馒头这种淀粉类主食。她又赶忙补充说，她家遵从中国北方"传统"的节日饮食习俗。比方说，过生日的时候，他们总要吃"长寿面"，还有更为现代的生日蛋糕。另一方面，胡太太的丈夫则喜欢"清淡"的食物，这就是为什么他要做自己的菜蔬和少肉的菜肴，避免油炸、甜食和重口味。

同事们和我都对这种分开做饭的安排感到困惑，要知道，"分灶"是分家最明显的传统标志。当成年子女从他们父母的灶头上分出来时，家庭的分裂可能让彼此势同水火。但丈夫和妻子分灶？当然，城市里有各式各样实用的家庭安排，无须为背离传统而焦虑。然而另一些关于胡太太的日常生活及其历史的特征实际上有助于理解这种分灶。胡太太和丈夫是在 1970 年代末结的婚，不同于惯常的做法，丈夫搬到了胡太太家里，两口子继续与她的父母生活在一

1　来自长访谈，主题 #100。本文使用的人名均为化名。

起。随着年岁渐长，胡太太的父母开始需要非常密集的照护。或许二老在世的时候还有一个大家庭的各种规矩，那些年里，胡太太是为家里所有人做饭的。

这一时期的婚姻往往是在社会层面不般配的，那些来自知识分子家庭和先前经商家庭的人会寻求工人的配偶，希望自己问题重重的背景不会在整顿阶级的社会管理逻辑下造成对他们不利的影响。胡太太的丈夫简朴的饮食习惯暗示，他们的婚姻也正是这样一种不相称的安排。他不但彰显了知识分子对清淡食物的偏好，而且这样的偏好与许多城市媒体提供的科学营养建议是一致的。

直到1999年胡太太的父母去世，夫妻俩才分开做饭。她强调说，在那以前，他们的生活相当艰难，收入对于养活五个人来说太微不足道，而她在保住工厂的饭碗之余（偶尔也需要承担令人反感的出差任务），还背负着照顾父母的重担。回首这些艰难的岁月，当时的她几乎无法掌控自己的时间，胡太太将养生等同于实现一种安宁平和的生活，一种"按照我自己的规律"来过的生活。可以推想，这种对自己时间的掌控包含着不必应付丈夫对饮食的需求，也能纵情享受自认为属于北京传统的（更昂贵的）好吃食，无须对健康后果过度担忧。她让自己从自我牺牲中解脱了出来，自从父母去世后，已经持续四年多了。

然而，她并没有停止过对女儿的照顾。访谈中可以明显看出，这个在访谈时刚刚考上大学的年轻姑娘是胡太太生活的中心。我们得知，胡太太会为母女俩准备一日三餐。为了不影响女儿学习，她还想出了晚间安静地读报、剪报的活动。我们不禁好奇女儿与父亲的关系是怎样的。也许整个家庭仍有一个共同的目标，就是提高下一代的教育水平。父亲的贡献可能比母亲更加遥远、抽象，但胡太太似乎认为，她的职责就是要确保物质条件到位，好让女儿的身体

（至少）进入大学、完成学业。她也是在通过提供尽管让人发胖但美味的食物，即便有违父亲的口味，让宝贝女儿一直心存孝心？如果我在胡太太家吃过饭，我会对这种性别化的抵抗更有把握，而在我们研究小组看来，存在这种烹调与饮食安排中的对立色彩是可能的。正如一些我曾去吃过饭的其他家庭一样，当炒菜变冷或太少、米饭没煮熟、吃饭时间本身被大大拖延的时候，通常就是主厨在家庭政治的语境中有话说的时候。

　　由于胡太太没有保持联络，我们没能认识她的家人，因此对胡太太访谈的解读有部分的猜测。但这里的推测与 20 世纪后期中国家庭里食物的用处十分一致。食物的味道及其与慰藉、健康、美德等价值的关联，和社会阶层、个人历史和各种营造生活的项目是分不开的。胡太太的食物相关实践中显现的所有多重活动，可以总结成贡献了她的身份建构：退休、"传统"、工人、北京人、沉稳可敬，以及（像我们访谈过的许多人一样）带着过去的斗争痕迹。不过这会让人想到胡太太这样的人自然会有获得社会与心理身份的目标，但我认为这反而低估了她目标的复杂性，以及汇聚在她身上的种种能动性。将身份建构视为目标其实是将她的满足感定位在了错误的地方。她并不是仅仅以自己作为一个传统北京工人的身份为乐；她的生活目标也不是要为自己获取某种心理上或文化上的中心支点。相反，她"密切关注膳食"的日常，既表达又建构了一种物质形态的生活，她的家庭和社群对这生活有目共睹，这生活也对他们产生了影响。她爱做并乐于和女儿（我猜还有她居委会办公室的同事们）分享的那些工人阶层式的慰藉食物，补偿了她多年的贫困与牺牲，让她与丈夫之间的社会裂痕（重新）具体化，也成就了她在个人、文化与道德上的幸福。

　　尽管胡太太也表达了对"高胆固醇"恰如其分的疑虑，但她也认为自己的膳食方法是以健康为中心的，她用养生的说法来证明自己享用高热量食物和日常习惯的合理性，她说："养生就是要促进身体健康和精神愉悦。如果精神愉悦，身体就会更健康。如果身体好了，精神就会更愉悦。"注意到癌症是由"气滞"引起的她，在一个健康的循环中，将愉悦置于一个反馈回路的中心，连接着"身体"与"精神"。如此，还有什么比好吃的更能让人愉悦呢？

胡太太的话显示出食物在家庭形态的塑造、个人历史的改变，以及用作日常生活一般性战术策略的效力。对于一个与她年龄相仿的美国中产阶级人士来说，她对慰藉食物的看法不难体会。这些高脂肪、高淀粉、又油又甜的主食补偿了我们工作和家庭的烦琐要求，将我们带回到一个由母亲把芝士通心粉或浇上可可的棉花软糖对付给我们吃的时代[1]。孩童时代的胡太太可能很少吃到她现在天天做的菜，但她对"传统"烹调的怀旧式信奉并不需要童年的实际经历来支持。正像所有怀旧一样，吃得舒服是一种让某些欲望得到满足的文化意象。但这并不是全部，吃得舒服还塑造了一种新工人阶层的生活，在这种生活中，女儿可以向上流动，丈夫和妻子都可以保有他们的阶层差异，个人的时间可以得到掌控，而胡太太自己可以为过往经历的艰辛得到补偿。她做饭的时候，饭也造就了她愉快的新生活。

友情的滋味

我们小组在 2003 年做的那些访谈，有的会让我们保持与中心

1　芝士通心粉和棉花软糖乃至可可都是现成的半加工食品，是许多忙碌的职场妈妈方便之选。——译者注。

城区居民的交往。对 60 岁寡居的张丽（音译）和她的挚友周晓梅
（音译）的访谈是一次尤为愉快的经历。[1] 她们两人住在街对面，都
是"退休家庭主妇"，[2] 有时间一起参与好多养生活动。她们在访谈
中常常谈到食物，两人都力邀我们每个人到家里做客，她们来做
饭：当她们谈到糊塌子、调味粥和野山菜时，我口水直流。立里和
我开始拜访她们，我们还一起参与了一回她们的清晨香山行，这项
活动她们常常进行。

　　这两位女性的境况很复杂，我发现很难把我们一起吃饭的美好
体验与她生活中许多的不测分开看待。寡居的张姐是我们访谈过
的最贫困的人，她靠两个孩子给的每月大约 50 块美金[3] 的生活费度
日；而周姐住的地方逼仄至极——她的四口之家生活在一个只有七
平方米的房间里。以我的经验，这与她们的慷慨无边和（几乎）始
终如一的好心态是分不开的。

　　拿我们的爬山之旅来说，她们告诉我们自己总会带一点水果、
瓶装水和一些芝麻烧饼，立里和我也照此准备。我们在汽车站见到
张姐和周姐时，她们似乎并没有比我们多带东西，但她们的讲究在
开往香山公园的汽车上就开始了。一种我在附近商店从没见过的特
别的硬糖塞到我们手里，她们说它的味道不同寻常；接着又问我们
吃过早餐了吗，要不要来片水果。

　　下了车往公园门口走，我们才知道她们的常规是在路边小摊停
下来，吃新鲜出锅、热乎乎的韭菜馅饼。经过一番推搡她们总算同

1　来自长访谈，主题 #29。

2　我称为周晓梅的这位女士实际上大半生时间都是在不同省份工作，退休后回到了
　　北京，现在自认为是个家庭主妇。张丽的大半生则都在照料孩子，以及护理头受
　　了伤的丈夫。

3　在当时相当于人民币 414 元。——译者注

意了我请客。吃完第二顿早餐，我们向山顶进发。爬到半山腰，我们遇到了一位公园维护工正在给新栽的树浇水。登山的人们便停下脚步，接水管里的水来喝；张姐解释说，工人们浇的是山泉水，能喝到这么纯净的源头活水，这样的机会不该错过。水的味道比开水或纯净水好得多。但一大批人在等着尝尝水的味道，而我想继续爬山；张姐对我的无动于衷感到奇怪：这么好的水，我怎么就不想尝尝呢？

到了午餐时间，我们得知周姐那天心脏不大舒服，也悄悄从张姐那里了解到她身体不好的原因。周姐和她的家人在一所曾经属于她整个家族的宅子里占了一个小间。她没工作的兄弟家里却占了好几间房，双方的关系已经有些敌对；而仅剩的一点公共区域，他还在新造一间房。周大姐深深感受到他的敌意，忧虑让她的症状恶化了。

但她的朋友张姐不会让这样的忧虑毁掉她的一天，或是她的午餐。从山顶下来后，我们在半山广场找到了一张长椅，打开了我们的食品袋。立里和我带来的烧饼和水果没能通过鉴定，理由是这些东西不够好。张姐和周姐早已协调了采购分工：一个去了街区最好的烧饼铺，买了许多真正的优质烧饼——外酥里嫩，透着浓郁的麦香味；另一个找到了上好的红富士苹果。一个带来了真空包装的麻辣香肠切片，另一个拿了几袋果脯。两个人都背上了我们远远喝不完的瓶装水。当然还有那种非常特别的糖。我们大快朵颐一番，周姐也开心了不少。她解释说，她兄弟的恶劣行径是出于对她的嫉妒。"他受不了我们家这么幸福，我儿子那么乖，而且我们很快就能搬到自己的公寓里住了。"显然，她并不认为自己是贫困的、受压迫的；相反，她觉得自己比大多数人幸运，而且经常这么说。

事实上，她们两人都有一种相当优越的姿态。张姐喜欢评论某些邻居"社会素质低"。她对美好生活的特征有着非常明确的看法，似乎认为尽管自己收入异常低下，却已然实现了这样的生活。

尽管她肯定和北京的中年妇女们一样痴迷于用最低的价格买到最好的商品，但她的想法并不全然与消费或商品有关。正如她敦促我们去品尝的纯净山泉水一般，她坐落于一间旧式四合院的单间里也有着北京旧平房里罕见的午后光线和温暖，这种珍贵的光照是从一扇朝西的窗户里洒进来的。更妙的是，小厨房是她一个人的。现在她长期残障的丈夫已经去世，时间属于她自己了。"难怪我们这么乐呵，"谈到自己和周姐时她这样说，"我们有一整天的时间来为自己养生。"

这两位好朋友都觉得在吃上，她们比大多数人更懂得如何养生。而且我要赶紧在这补充一句，事实的确如此。2003 年回美国前不久，我最后一次拜访了她们，当时北京的冬天已经来临。这两位女士花了一下午的时间来包饺子，她们包的不是普通饺子。是猪肉南瓜馅的，我自诩对北京的各种饺子有一定研究，然而这种组合我还是第一次遇到。被告知的时候，我甚至怀疑这能是个什么滋味。不过当一盘盘热气腾腾的饺子从张姐的小厨房里端出来时，我完全拜服了。这些饺子简直神了。我由衷地赞美它们，不起眼的南瓜可以做成这么精美的饺子馅，着实让我惊叹。还要归功于两位女士花了一下午时间和面、擀薄皮、包饺子。张姐拿出剩下的半个南瓜——它并不是我们在北美熟悉的那种大只、橘色的南瓜，而是一种同样普通坚硬的长倭瓜——向我展示怎样把它磨得足够细，来和猪肉馅搅拌在一起。我说："这个馅最好的一点是，它的咸度正合适。"周姐笑了，转身对张姐说："馅是我调的，你看我说放这么多盐是对的吧。"[1]如果之前的事迹还不足够，那这段对话和饺子本身

1　饺子馅里如果有猪肉，就不能通过"尝"来调味。谨慎的厨师们并不会轻易去吃生猪肉。

都清楚表明，这两位都是饮食上的讲究人。她们觉得自己在日常生活中获得的乐趣，甚至是更富有、居住条件更好的人都体会不到的，而且让她们骄傲的是，她们是用最简单的方法做到了这一点。

这是一种通过区隔来体现的、对阶层微妙而透彻的理解。这两位女士并不假扮成隐秘的贵族。她们的口味朴实无华。张丽多数时候吃素，而周晓梅是个"家常菜"倡导者。她们的生活中没有燕窝汤或番茄装虾仁。像中国其他低收入老年市民一样，她们很清楚，由于缺乏医疗保险，一场严重的疾病可能就会打破她们所建立的美好生活。然而这种脆弱性正是她们在身体和日常生活的物质层面投入时间来养生的原因。她们善于保持健康的生活方式，相信自己有益的饮食习惯、运动（不仅是爬山，还有羽毛球、跳舞、长时间的散步），以及最重要的乐观态度，可能会无限期地延缓重病带来的身体灾祸。像胡太太一样，从体育运动和简单美味的食物中获得的愉悦，让她们知道自己所做的事是正确的。她们的愉悦，以积极的物质形式凸显了她们的社会、历史和身体意义。

吃南瓜饺子和新鲜烧饼在这个持续进行的养生项目中扮演了重要角色，但谈论食物与消遣或许也同样重要。我从来没吃过糊塌子，而张姐和周姐正是用它把我拉进了她们的生活，我们都喜欢谈论它和许多其他的北京家常菜。有一种特别有趣的言谈方式贯穿在北京人关于吃的聊天之中，这涉及人们对 1950 年代末到 1970 年代末大范围的系统性食品短缺的记忆。像胡太太这样的人对食物采取了一种补偿的方式，今天吃得好（甚或吃得太多）是为了满足过去的饥饿感，这种饥饿仍在折磨着人们。另一些人对食物的关切似乎围绕着一种受到积极评价的禁欲主义，这种禁欲主义与食品短缺时代的价值观有着明确的联系。此外，与张姐和周姐的交谈有时会打断她们的乐趣，她们会仔细回忆多少配给票能换到多少油、米和带脆骨的猪肉。她们说起来是自豪的家庭主妇，懂得如何精打细算，成功地用仅有的一点吃的养活了好几张嘴——中国的人口不是用"头"来计数而是用"嘴"来计数。听了她们的话，我怀疑油、米、猪肉和其他配给食品从来不仅仅是饭菜的原料，而是承载着一份有着充分质感的价值，这些商品不但意味着有保障的饮食，也代表着个人的效用，不仅承载着当下的慰藉，也背负着过往的忧虑。

能动性

研究食物的人类学家常常提醒我们人如其食；但对他们来说，探索饮食实践如何构建更广阔的物质（当然还有生活）现实则并不常见。第一个主题似乎不会自然地引向第二个主题。除了一些对准消费主义的选择问题的关注，建构社会位置或主体身份的能动性形式并不经常获得理论上的说明，即便那些考察消费在追求社会区隔中所扮演角色的研究也是如此。换句话说，尽管动词形式的"身份认同"（相对于一个太过名词性的"身份"）可以帮助我们分辨定位和构成行动者的诸过程，但我们很少在表达"自我"以及自我如何被"他者"识别的问题之外，来思考整个活动场域，渗透在场域中的各种力量，以及其中产生的团结和排斥。另一方面，当我们思考能动性本身的时候——正如在科学研究和行动者网络理论中一样，在人与非人行动者的多元场域中，人类的特定力量便成了一个问题，而非一种给定。[1]

---

1 在社会理论之中，对能动性这一"问题"做了有力阐释的是史密斯（Smith 1988）。拉图尔（尤见 Latour 1988 and 1999）和卡隆（Callon 1986: 196-229）发展了行动者网络理论中的能动性理论。

作为对功能主义和结构主义的反动，"能动性"成为近来人类学的一个主题，前两种解释人类行动的路径有时似乎都对人的自由预设了过多的限制。自20世纪中叶具有决定论色彩的社会理论以来，人类学家和社会学家不是倾向于将能动性作为一个需要严格定义的分析术语，而是倾向于将其作为一种需要捍卫的价值来推进：如果个体的人不被（至少在某些时候，至少在理论上）多多少少赋予自主行动的权力，自由主义立场下的个体的人就会变得难以想象。因此，能动性在人类学之中最重要的意义在于它是一个关系性的术语：结构与能动是对立的，需要像吉登斯的结构化（structuration）这样的动态概念来解决这种对立，并为我们的社会学叙述恢复一个常识性的中间地带（同时也不会轻易放弃使用非常经典的对立术语）（Giddens 1979）。因此，"能动性"的显而易见，很大程度上源于结构（政府、制度、社会）实际上是相对固定、很少变动的，[1]这些结构似乎也有一个不言而喻的外部现实。人类学往往把能动性处理成一切抵抗社会结构支配的力量简称，是人类修正被普遍接受的社会形态的力量。既然通常是要为个体的能动性辩护，人类追求自由、选择与创造性的能力就显得至关重要。代价也很大。

然而谈到食物的时候，我们真的能期待这么多的自由吗？我们的明尼苏达家庭主妇学会了爱上罐头食品，因为它们便宜，在商店就能买到，而且方便存储和加工。某种程度上，她们的女儿也采用了类似的家庭烹饪方法，在味道（以及气味、色泽、质地）的延续中找到了与便利的罐头蘑菇汤同样的慰藉。到底什么才是她们

---

1 见拉克劳（Laclau 1990: 89–92）。塞缪尔·韦伯（Samuel Weber 1987）对话语中的制度化过程的研究，也是对我们通常视为稳定、给定、外在于人类个体的制度提出了一种有趣的反基础论的反思。

选择、自由或创造性的本质？她们应该仅仅被视为家里的闲人、一个并没有给美国小镇提供什么多样选择的"加工"食品系统的受害者；还是说他们可能是一种地方"身份"富有创意的重新发明者，在这种身份之下，所有事物——斯帕姆午餐肉、地方报纸宣传、女士午餐会——都有了新的意义？我们越是接近这些与我们自己的日常生活如此相似的过程，二元论构造出的受害与支配、重复与创造（的解释）就越是无用。并不仅仅是那些（哪怕只是有时）逃脱了支配或找到了崭新的方式来为生活赋予意义的人，才拥有在明尼苏达或北京打造美好生活的能动性。保守的文化再生产也是一种行动。

科学研究领域已经在理论和经验上表明，非人能动性与人的能动性并没有什么不同，从而对能动性这个"问题"提出了相当不同的理解路径。近来一些民族志和历史研究承认了物、文本、空间（这些一般意义上的非人）的分散的能动性，在各处（当然也在人类中间）发现了不确定（under-determined）的活动的同时，再次缩小了人类能动性的范畴。[1]行动者，或"准客体"与"准主体"通过网络部署了多种的效力，这些网络总处在建构之中，微小的力量涌动其间（Latour 1993）。当能动性被视为分散的、必要的和不确定的，我们就可以把它当作一个经验性的问题，而不是一种预设为人类独有的属性来探索。"身份"只是诸多社会形式或位置的一种，可能是复杂变化的诸网络中权力作用的产物。与这些社会形式一样，能动性也远远延展到了人类社会之外。没错，人如其食，但或许饮食也不全然关乎我们。

重新思考食物和饮食在人文科学中的地位时，我试图超越以经验为中心的身份研究，并从一些科学研究的行动者网络分析中汲取

---

1 关于科学研究中富有创新性的结出文集，参见比亚乔利（Biagioli 1999）。

洞见。任何关于网络延伸的研究必然会采取鸟瞰的视角，然而这里呈现的材料并不适合采纳这一视角。相反，我介绍了当代北京（以及，可以更大胆地推测到明尼苏达的）关于共餐的轶事，从而将关注点引向了在任何地方建立"美好生活"都需要的那种能动性。与其去问这里所说的能动性究竟在何处（这预设了在一些活动中是找不到能动性的），我的处理方式是拆掉结构与能动、自由与支配的两极，以领会一种世俗效力中的满足感、焦虑感、目的性和生产力，而这种效力不止来源于人类。

　　在这一点上，我受到了瓦尔特·本雅明的启发，通过手艺这个概念，他不遗余力地克服了 20 世纪中期马克思主义与欧陆哲学关于自由的两极化话语。他关于讲故事的人的文章明确地表达了这些关切。他是这样说的："讲故事的人的踪影附着在故事中，恰如陶工的手印遗留在陶罐上。"（Benjamin 1969; Saunders 2000）随着 20 世纪晚期展开的关于能动性的辩论，这句话可以颠倒过来，确认陶土（或故事所借鉴的传统，抑或绞碎包进饺子里的南瓜）的物质特性如何作用于陶罐和陶工、故事与讲故事的人、菜肴与厨师。当然，在日常生活项目的语境下，作为材料的物的能动性总是彼此协作的。而讲故事的人、陶工与厨师的力量也是如此，他们非常清楚自己的欲求和目标在多大程度上要服从于工具和原料的要求。此外，日常生活中的手艺可以视为一种审美引导下的行动，即使现实生活可能与理想预期相距甚远。[1]同样的道理也适用于食物的馈赠、

1　显然，食物的美学是地方性的、有局限的，但关于美好生活的文化观念是非常普遍的。我曾和一个医学调查队在美拉尼西亚一个偏远村庄待过一段时间。没过多久我就发现，当地居民比我们更加了解如何在地面满是尘土的棕榈小房子里保持自己和食物的清洁。在这种条件下，外国科学家们对如何实现美好生活显得毫无概念。

保存、供应和食用的政治与伦理。最后，我们也可以把某种能动性赋予具身的记忆和欲望，它沉淀在惯习之中，让我们对舒适的见解如此变化多端，又是如此因循守旧。

　　或许未来人文科学对食物的研究可以在既不把问题缩小（到身份这类概念上）又不（像结构与能动模型那样）将其两极化的前提下，去探究食物的作用，以及人们对待食物的方式。并没有证据表明，人的饮食行为只是为了纯粹的营养目的，也没有证据表明，饮食的形式与意义完全在人类行动者自主掌控之下。相反，有很多证据表明，即便在极端困难的条件下，人类依然保持着——与物质条件相协调的——特定形式的烹调生活，至少是用"精神会餐"的方式（Gu 1981）。[1] 在沉溺于消费的第一世界里，学者们继续探索着饮食在人们生活中的地位，与此同时，我们应该努力不去化约食物的获取、渴望、享用、馈赠、陶醉、叙述、记忆和烹饪这些事件天然的复杂性。这篇文章应该可以阐明，与食物有关的实践中，能动性的形式远远拓展到了人类社会之外，同时也为我们的理解提出了审美、伦理和政治上的紧迫性。

结论

　　就食物与饮食这一庞大主题的人类学反思而言，这里提出的问

1　这个说法出自古华1981年的小说《芙蓉镇》，我曾在《饕餮之欲：当代中国的食与色》（2002: 89-105）中对其进行过详细讨论。《饕餮之欲》的第一部分呈现了中国人对1958到1961年困难时期的一系列反思；作者在这些著作中表明，即便身处饥饿之中，人们依然在相当程度上运用了能动性来保护审美的、伦理的以及政治形态的生活。另见乐钢（Yue 1999）。

题恰恰比可能得到的答案还要多。我对胡太太与张姐、周姐两位好友日常生活的描述，可以延伸到我已经提出、但并未全部解决的大部分问题上。于是我们可以看到，在这些女性购买、烹饪、分享、谈论食物的活动中，匮乏的历史所占据的位置。这三个人的阶层定位也很明显，尽管它与任何严格意义上的经济阶级的分层系统都不太相符。饮食与健康问题的关系在她们使用的修辞和她们机智的营养选择中是显而易见的。而且非常清楚的是，食物拥有在社会差异的复杂场域之中表达立场，强化当地与全球的纽带，对新旧困境提供补偿，并在一般意义上形塑生活的力量。最重要的是，对于这些女性以及我们在北京访谈过的许多人来说，即便是最简单的食物，他们也能感受到其中的乐趣所在。在我看来很重要的是，胡太太、张姐和周姐几位女士正是围绕着从日常养生法中获得的愉悦在组织她们当下的日常生活，这种日常养生法既包含了随心所欲地吃饭，也包含为取悦他人而做饭。

　　回味一下这个关于愉悦的问题，我开始相信，我吃到的南瓜馅饺子和张姐、周姐吃到的南瓜馅饺子并不是同一种东西。我和立里吃到的饺子恐怕也不是一回事，鉴于我们在这个世界上有着不同的历史与取向。吃"中国"食物对我的意义，我对饺子馅的有限尝试，我觉得自己不但有自由，而且有义务去吃比我想象中更多的东西，我迫切地寻求恰当的方式在离开这座城市前向我的女主人们表达感谢：这些因素都不会出现在周姐面前，当她和她的朋友评论着饺子恰到好处的咸度和充足的数量时。她脑海中想的是其他事情，有些我在这里讨论过。即使这些饺子都长得很像——毕竟只包了一种馅儿——即使我们赋予这些饺子"非人行动者"的地位，它们在我们每个人生命网络中的角色也是不同的。在北京的传统食物宝典中，南瓜馅饺子貌似只是其中的一样。但从人类学的角度将其分解为购买、烹饪、享用、记忆、阐释和馈赠的零零碎碎后，南瓜馅饺子切切实实变成了多重的。

安孟竹　译

第六章 养生之道
——当代中国的大众健康读物

> 世界是浩瀚书卷，而人就是它的索引。
>
> ——约翰·邓恩，1626年（转引自 Stallybrass 2002: 51）

《中华养生经典》是一本薄薄的书，2005 年由北京的一家出版社出版。在它的封面上写着这样一段话："本书选取中国历史上 52 位历代养生名家，包括黄帝、彭祖、老子、孔子、李白、白居易、苏轼、刘伯温等，详细而精要地介绍了他们的真知灼见，并附有养生精论类编 19 大类、数百条原文。"在前言当中，编者畅想了读者阅读这本小书的方式：

> 研究养生其实不只是学术界的事，更与广大民众息息相关。作为生命主体，有谁不愿活得长久、活得健康？《中华养生经典》虽很少直接提供具体做法，但有许多准则大可借鉴，而且可助人洞见生死，勘破心障，活得更清醒，活得更豁达，这自然也会在实际上助人延年益寿。莫小看这点，它虽属精神层面，但比具体的做法和药方，实在更有效验。本书主要不是写给学者们参阅的，而愿对广大普通读者有所帮

助（Zhang 2005: 2）。

如此说来，编者期待着书中所援引的那些言辞古奥的经典材料能够直接与读者对话，并提升他们的生命质量。人们普遍认为老子和李白的哲学或诗学语言并不易读，但这篇前言却并不认同这一点（虽然当代的读者有时确实需要与文言文缠斗）。相反，它认为这些"精神层面"的原则"也会顺其自然地在实践中帮助人们延年益寿"。

首先，这种"顺其自然"的益处看似是一种延伸，它可以精准地跨越先前所设定的话语—身体边界，在这个案例中则表现为勾连遥远的过往与眼前的需求。但正如前言所说，这一类书籍确实"与广大民众息息相关"。它们总是出现在书店的书架上，更具可读性且装帧精美。即使是随手翻阅这些讨论个人健康与其他养生之道的作品，你也能意识到这类书籍确实是在寻找一种有效的方式，以便与活着的身体展开直接对话。

在本文当中，我试图将此类健康读物置于它们能够呈现自身效用的实践领域当中。眼下我正在进行的研究计划中的另外一部分关注的是北京人所谈论和实施的养生实践，在过往几年里我和一位合作者就此进行了一系列采访。[1] 今天，聚焦于传播健康知识的媒介，我将走访一些书店，浏览一些书籍的目录，并且思考这类"养生之

1　对大众健康传媒（popular health media）的研究是一项更大的关于北京城市养生文化的田野研究的一部分。这项研究由冯珠娣和张其成发起，温纳-格伦人类学研究基金（Wenner-Gren Foundation for Anthropological Research）对此提供了部分资助。（以该研究为基础的著作已经于2012年由美国Zone Books出版社出版，题为 *Ten Thousand Things: Nurturing Life in Contemporary Beijing*，中文版于2019年由生活·读书·新知三联书店出版，题为《万物·生命：当代北京的养生》。——译者注）

道"读物所提供的一些有益身心的建议。我所关注的这些书都归属于"养生保健"这一分类之下。正如我将展示的那样，此类作品数量极大。在中国任何一个存在阅读群体的地方，都可以见到它们。

但是，为了证明这种依托大众健康读物的研究路径的合理性，我还需要解决一些理论和方法上的问题。在考虑了这些作品在某些方面的媒介（mediation）作用，并且强调将对这类书籍的阅读（reading）当作研究对象的重要性之后，我将思考其中一些作品的形式和功能。在过去大约十年间，随着中国城市书店里此类书籍陈列区域的扩张，我对这些自我保健类的读物着迷已久，并且兴致勃勃地加以阅读。近来，"养生保健"类书籍已经与另外一些数量不断增长的出版物重叠摆放，后者的主题包括烹饪、鉴赏、家装指南以及诸多兴趣爱好。凡此种种都可被视为"如何……"类的书籍，其后所关联的谓语十分宽泛。如今，一些书店干脆给这一大片陈列区一个简单的分类——"生活"。

媒介

在讨论养生类读物对人们真实生活所产生的吸引力之前，我想先在这本文集[1]更为宏观的主题——医学与传媒——上停留片刻。一般说来，医学可被视为一种包含了实践模式的知识。因此，它由两个侧面组成：研究报告（或者是《医学索引》系统中存储的数据、教科书里系统化罗列的材料）和临床实践。至少在一般民众的概

1　这是指收入本文的文集 *Liberalizing, Feminizing, and Popularizing Health Communications in Asia*，由新加坡南洋理工大学廖继权教授编辑。——译者注

念中，这几乎是两种不同的存在方式，一种是没有人情味的科学权威，另一种则是病榻之畔的贴心建议。囿于图文形式的正规知识暗暗与稍纵即逝的具身智慧（embodied wisdom）较劲，不过后者能够在医患面对面的相遇中被不断激活。美国的医学生渴望完成从基础科学学习到临床训练的过渡，在正确展现医学知识的客观性的同时又担心自己能否保持人道主义的观念。在美国，病人们会在互联网上寻找有关自身疾病的最新消息，但是我们也不断听说他们会无休止地转向一些经验丰富的权威寻求临床上的判断。人们假定在被记录到各种媒介上的知识和具身的实践、治疗之间会存在差异，成为很多医疗机构中关系紧张的原因之一。[1]

但是，在公共卫生领域，这种二元论并不存在。那些面向大众的教育者无法承受在知识与实践、书写与经验之间保持泾渭分明的界线的代价。此外，在这一领域中的许多方面，他们都严重依赖大众传媒和形形色色的"消费者"。他们的任务，就是要通过"预防医学"和诸多经过改良的社会制度，把可信的知识（其范围远超生物医学研究中已经确信的可作为依据的事实）转化为健康实践。为了做到这一点，他们需要在日常生活中触及活生生的人。他们必须能够以一种能够克服我们所有的偏见、非理性和自我放纵的方式向人群喊话，以便能够改善人们的健康习惯，实实在在地降低发病率和死亡率。我们通常认为，健康教育者在全球范围内传播的，就是

---

1 可以说，这种二元对立更多的是一个意识形态而非现实问题。与其他现代主义二元对立一样，这两个领域在实践当中被不断地明晰，又被不断地混淆。例如布鲁诺·拉图尔（Bruno Latour）曾经在《我们从未现代过》（*We Have Never Been Modern*）当中讨论的"现代性宪法"（the modern constitution）。在医学环境中所展开的科学研究也没能解决其正规知识的确定性与客观性，可参见桑德斯（Saunders 2008）与摩尔（Mol 2002）的研究。

一套有关自然的普世知识——解剖学、生理学、病毒细菌学、毒理学、基因知识。这些知识能够影响人类习惯，而人类的习惯有时会深陷于某种与疾病相关的历史和文化当中。

公共卫生教育领域的写作常常充满十足的辩论色彩，这一点不足为奇。发生在中国的一个例证是：2002 年 8 月，就在东亚地区"非典"疫情暴发之前，一本薄薄的《登上健康快车》[1] 刚一面世就成为超级畅销书。据说，这本《北京晚报》大众健康专栏作品的合集在发行的头几日便售出 100 万本。到翌年三月（也就是说七个月之内）已经重印 16 次。引人注目的是，这本书及其诸多续篇（见下文讨论）采用了一种当代国际公共卫生和预防医学的语言风格。这些书宣称自己使用一种彻底的、科学的方法，常常援引世界卫生组织的政策表述，并且使用欧美流行病学、社会学调查研究所得的数据。[2]

但是我注意到，在 2004 年，针对上述大众健康传媒的轮番轰炸，出现了一种相当不快而且浮现着论战氛围的回应：市场上出现了另一本针锋相对的大众读物，名为《健康不是快车》。[3] 后面这部作品不再依靠环球科学与世卫组织政策的背书，它的特点是重新调动大量的中国文化常识去引导普通人的日常生活。这一点在目录中体现得很清楚：

一、健康新概念

二、掌管自己的健康

---

1 《登上健康快车》，洪昭光著，北京出版社，2002年。——译者注

2 到2008年夏天，"健康快车"系列作品在书店里已近乎绝迹。彼时更为流行的是一系列"养生"手册，这些作品是由少数几位中医大师在电视上发表演说的文稿整理而成。

3 《健康不是快车》，夏宁著，中国文联出版社，2004年。——译者注

三、简单的健康测试

四、影响健康的因素

五、一天的健康常识

六、一生的健康方案

七、一张营养处方笺

八、健康是人生之本

九、养生之道

十、精神自助餐

尽管这两本书都穿插着生物医学用语和健康数据，但是它们也口口声声坚持以自己的言辞触及生命。《登上健康快车》封底上印着的几行字总结了这一立场："打造健康：一读就懂，一懂就用，一用就灵。"

读、懂、用、灵：在特定时空当中，这些事件如何次递运转？为了回答这一问题，我们必须转向对中间媒介形式的讨论。我的目光聚焦于中国公众健康教育的大众传媒，尤其是那些征引、调用传统中医文献的出版物。对我这样一名关注实践的人类学家而言，这会引出一些特定的问题。我们这样的学者可以方便地阅读文本，但是有关文本的社会、文化、历史语境，我们能从中读出什么？话语到底如何触及并改变人？诸如公共卫生信息这样全球性的知识或是中医这样的传统知识在当下如何让自己变得有用（"灵"）？书写文本如何转变为个人经验？在文字的世界里，如何生产历史和文化意义上的"人"？接下来我将马上亮明我的部分观点：身体和日常生活是历史的形构（historical formations），总在不断浮现，总有地方性。我们可以对其展开人类学式的阅读。

这种阅读可以部分通过对中间媒介的研究展开。人类学家威廉·马扎雷拉（William Mazzarella）一直致力于发展媒体研究的方法，他坚持认为我们要将问题从大众媒体本身拓展到以更为广义的角度去理解媒介。马扎雷拉认为媒介就是"既定社会体制通过一套特殊的媒体来实现自我生产/再生产的一般过程"（Mazzarella 2004: 345）。对他而言，某一媒介就是"一个物质性的框架，它既可促成又会限制现有的一套社会实践。……它通过外部表征（external representations）的形式使社会变得既可被想象又可被理解"（Mazzarella 2004: 346）。由是观之，在任一时间和地点，媒体和媒介过程都与社会生活的一般运动不可分割，它们是社会性（sociality）得以成为可能的基础。沿着这样一种媒介的定义，我们所能得出的必然结论是无须将研究的兴趣局限于最为晚近的大众传媒技术。因此，虽然在这篇文章当中我所谈论的是对养生的新奇热情，利用的也是在这一领域中近来呈井喷之势的出版物，但我们不能想当然地认为"媒体"的大众化会使人们能够空前地获取与健康相关的知识。马扎雷拉研究媒介的方法在最为广义的层面同样可以让我们追问昔日健康被传播的方式，并且由此回想起毛泽东时代工作单位的大喇叭里也曾终日播放的那些广播节目；19世纪末20世纪初药品广告如何铺天盖地地出现在大报小报上；[1] 早年间中国城镇的街道上，武术团体、游方的草药医生、痔疮专家和跌打医生们的招牌和表演将非精英式的健康服务传递给普通人；甚至包括那些有关天气、身体、烹饪等的内容，已经被人们习以为常但又包含着中医基本原理的日常语言。在马扎雷拉所拓展的更为宽广的意义上，媒介总是包含着具身实践（embodied practice，也就是某一人群肉

1　周永明对《申报》（自1880年代起）上的药品广告展开过一项广泛的研究，但还未发表（个人交流2005）。另可参见夏皮罗的研究（Shapiro 1998）。

体上的体验）与反思或表征（reflexivity or representation）之间的互动。话语的世界和实践的世界并不存在根本性的差异，我们可以发现一些相同的形式贯穿社会各个领域。

转向将媒介当作一种强有力社会过程的研究并没有什么神秘之处，它的承诺很像是我在上面提及的公共卫生口号那样理所当然："一读就懂，一懂就用，一用就灵。"无论需要讨论的"外部表征"是一本流行的手册还是一则有演员和配乐的电视广告，是一块广告牌还是社区礼堂里一位讲者所给出的看法，对这些形式而言，根基在于媒介的魔力。也就是说，充斥在我们生活世界中形式多样的书写和图像是最为确凿的证据，证明"社会发配"总是在有效地进行着自我生产 / 再生产。在这一过程中，我们作为主体被生产 / 再生产出来，或者用马扎雷拉的说法，在大众中间媒介的辅助之下我们可以想象和理解自己。

这种研究媒介的方法有助于我去理解在东亚城市的街道上所获得的一种持久体验。作为一个阅读者，我行走于北京或上海、香港或台北的街上，不断地被媒体所展示出的那种热闹但嘈杂的混乱文本所干扰。我穿行于城市中，被迫检视着各种符号，从巨型视频广告牌到电线杆上贴着的湿乎乎的广告单，被语词和图像弄得糊里糊涂。我不可抑制地想象着那背后的商品世界和意识形态氛围，正是这些塑造了本地人身处其中的媒体景观（mediascape, Appadurai 1996）。我很少尝试彻底分析或阐释这些媒介，大多数时候都倾向于栖身其间。

这种阅读中文媒介的生活可能对我或我这样的人而言尤为特别。那些说汉语的本地人在这些现代城市标志的环绕之下长大，即使曾经经历过从政府宣传到商业广告这样的转变，肯定也比我接受起来要容易得多。但是他们同样注意到自己城市中的街道特别"可读"，纵然穿行于不熟悉的媒体景观当中也仍然携带着一个阅读者的诸多技巧。城市街道上的我们，我们所有人，都在以某种方式"读"，从来如此。所以，让我稍作停留，转而讨论一下这一"读"的过程。

阅读

　　阅读的方法有很多。写作者可能总是担心并且试图操纵阅读的过程，十八九世纪的英语小说家们就这么干，常常直接对"亲爱的读者"发言——就像劳丽·兰鲍尔（Langbauer 1999）对连载小说的分析——在自己的叙述当中将作者与读者的关系主题化（thematizing）。迈克尔·华纳（Michael Warner）指出《堂吉诃德》和《包法利夫人》是（好）作家创造出（坏）读者的典型例证。狄更斯常常对阅读进行反思，有时就放在毫无意义的旁白当中，就像是下面引自《我们共同的朋友》当中的一段：

> 你把我迷住了，莫蒂默，你能读懂我的弱点。（顺道说一句，"读"这个词，当它被当作一种评判来使用时，总会让我着迷。一个女演员读懂一个女仆的角色，一个舞者读懂一首号笛舞曲，一个歌手读懂一支歌，一个海景画家读懂大海，一个定音鼓手读懂一段器乐曲，这些表达总是充满朝气、令人愉悦。）（Dickens 1955[1865]: 512–513）[1]

1　狄更斯在此段英文原文中重复使用"read"一词，王智量先生在翻译过程中将其处理为"理解"。为了配合冯珠娣教授论文中对"读"的强调，我将其翻译为"读懂"。译文整体上参考了王先生的翻译，参见上海译文出版社1988年版《狄更斯文集·我们共同的朋友》（下卷），第185页，修改调整的部分文责自负。——译者注

　　19 世纪 60 年代的这段评价极好地预见了晚近的一些方法，这些方法认为阅读是表演性的（performative），是一种使某事得以发生或使某事超越任何文本、剧本、乐谱而成为独特存在的实践。这样一种读的理解确实"总是充满朝气、令人愉悦"，在这里我还可以补充一点：与我想要达到的目的相一致。

　　更为晚近的人文领域的作者们对阅读问题给予了大量关注。在《非批判性阅读》（Uncritical Reading）这篇尤具启发意义的文章的开头，迈克尔·华纳谈及自己对学生们多样阅读方式的欣赏：

　　　　我发现，那些来上我的文学课的学生，会以各种意料之外的方式阅读。他们认同书中角色。他们爱上作者。他们会模仿自己所认可的情感。他们积累材料，为了炫耀或显示自己是课上的一员。他们在不同的品味中挑挑拣拣，深入粉丝们的社会世界中探险。他们为民族的遗珍而兴奋自豪。他们在异邦感受刺激，在熟识风景里获得安稳。他们把那些不认可的东西斥为无聊。他们找寻种种表征，赋予其"积极的自我形象"，以此清洗污名。他们培养崇敬和虔诚。他们试着揣度老师们的期待，有时也会试着把其他学生比下去。他们摸索着那些确信能够归纳总结文本的陈腔滥调。他们的注意力飘散游移。他们略读。他们跳读。他们用粉色和黄色的荧光笔在书页上做标记。他们被悬疑迷住了。他们笑。他们哭。他们被挑动起来（但在课上对此保持沉默）。他们迷失在书本中，忘却周遭一切，尤其是我布置的阅读作业。（Warner 2004: 13）

　　华纳这篇文章的目的是检视并历史化地看待英文教授所谓"批判性阅读"这一原生范畴。那么他在开篇对"非批判性阅读"这一类型的讨论，其作用就在于点明一种环境，在这种环境里，文学教室和人文研究期刊所培养出的"批判性"阅读这一狭义的学科实践之有争议的意义。在某一点上他评论说："非批判性阅读是专业人士的无意识（unconscious）。在'批判'这一设定之外，无论阅读框架周遭的世界以什么样的方式组织起来，其大多数部分都是未知之域（terra incognita）。"（Warner 2004: 33）

　　我今天要探讨的就是这块"未知之域"。人类学界的其他一些学者已经展开过对阅读的民族志研究（Boyarin 1993），在媒体研究里有关"接收"的讨论也已变得重要（Radway 1991, 1997; Modleski 1982, 1990, 2008）。此类研究（在我此处引用的那些重要的经典著作之外）中的大多数都建立在社会心理学的问题之上，保有一种"主体间性"（intersubjectivity）的感觉，因而书写和语言的有效性是一种终极之谜，只能由实验性的系统科学来解锁。但如果阅读而非其他不可言说的"交流"是此类媒体研究的焦点，那么相比较于对照实验（controlled experiments）的方法，博物学或参与观察的方法看似更有价值。

　　在今日城市的环境当中，作者和读者（以及出版人、书商和图书馆员等）共享很多有关阅读状况的预设。作为关注媒介的历史学家和民族志工作者，我们自己即可在周边各式媒体当中"读出"这些预设。比如，当代中国的养生保健类作品即预设了如下一些重要的条件：（1）一个相对有文化、经历过几代公共卫生宣传的人群；（2）有时间阅读，有多少还算舒适的条件存放并使用图书的大众；（3）一种新的消费主义氛围，人们愿意花钱购买书籍及其可能推荐的各种产品；（4）有着各种各样的生活背景、健康需求和欲望的个体读者们。

　　在中国，这些条件事实上才刚刚出现。养生保健类作品阅读氛围的这些特点，因其特殊的形式，无法完全在其他国家和其他语言世界当中被复制。如果再加上当下中国人对卫生服务激进私有化的担心，以及人人意识到的为自己的健康负责以避免经济上的崩溃，那么近来这股对"如何养生"类书籍的狂热在很大程度上是说得通的。

更深一步讲，历史上也有一些先例。事实上，直到最近，中国人对养生的哲学兴趣都可被看作是东亚地区长久以来"修身"或"自修"传统的组成部分（可参阅 Jullien 2007）。不少学者已经沿着福柯的脉络指出，在养生和修身之间确乎存在一些共同的基础。[1]但是如果认定我在这篇文章中讨论的流行养生读物"真的"关乎自我，或在任何狭隘意义上仅仅是某个"伦理"方案的一部分就错了。虽然我所浏览的很多书都在精神和情感体验方面有一点流行心理学的兴趣，但是绝不能假定它们所关切的"自我"和"人"与现代意义上的主体完全等同，也就是福柯在自己的史学著作当中从始至终都在追溯其源起的主体。[2]对20世纪和21世纪的中国研究而言，将主体

1　在我看来，福柯对古希腊材料的解读（Foucault 1986）事实上与东亚自修传统并没有太多可比之处。

2　也可以参考马塞尔·莫斯（Marcel Mauss）对现代欧洲社会中的"人"所进行的历时性、相对化的讨论（Mauss 1995[1935]）。萨拜因·马森（Sabine Maasen）、芭芭拉·萨特尔（Barbara Sutter）、斯蒂芬妮·杜特维勒（Stephanie Duttweiler）对欧美励志读物进行过精彩研究（Maasen, Sutter & Duttweiler 2007），他们对这一文类的角色和修辞提出很多洞见，并将其视为现代自我塑造的一个侧面。鉴于这些励志文学超越国界，而且贯穿整个20世纪，所以他们的讨论也可以很好地切中我在此处所讨论的材料。但是，当代中国城市大众健康读物的社会意义还是存在一些根本性的差异。在即将出版的我与张其成合著的书中，我们认为通过养生实践以及与之相关联的阅读活动所生产出的"人"并非欧美文学当中所强调的那种四平八稳无甚意外的资产阶级个体。马森等人强调的是对新自由主义个体健康责任的规训式生产（disciplinary production），我们所发现的则是具有深远历史根源的中国式自我修身正在不断转变以适应新的条件。对于中国人的表达而言，将健康实践视为对社会性自我的生产并没什么奇怪之处，所以马森他们所注意到的一些意识形态方面的模糊混淆对中国人而言无关紧要。

性设想为一种私人问题并不妥当（Barlow 1989, Farquhar 2002）。除此之外，曾经被深入贯彻的集体主义所留下的遗产仍然在影响着共和国的日常生活。被呵护的不是自我，而是"生命"本身，尤其是一种长久而美好的生活。[1]考虑到生命确实以个体（有时干脆被理解为人的身体）为单位体现出来，我们可以说它是个人的产物。以超越个人—社会二元对立的方式去破解"个人"问题，仍然有许多问题需要考虑。但是对媒介的关注还是让我们相信，无论是否愿意承认，阅读者和他们所滋养呵护的生命都是某种生产的而非自然的现象。

媒介的形式是社会和文化的产物，这样一种提醒只会把我们带回我在开头提出的问题：养生保健书籍怎样触及并改变生活？鉴于阅读是一种与文本的物质性组织形式紧密相关的实践，现在我们可以把目光转向这些养生保健读物本身。

漫步书架间

由于我们研究计划的一部分是搞清养生保健读物对其读者群所做出的理所当然的假设，所以我们可以从打造其结构的内在框架当中学到很多。"如何养生"这类图书是一类很显眼的出版物，它所包含的分支类别则显示出其锁定的目标读者（消费者）群。与我们交流过的出版人都相信自己很了解大众读者。他们授权销售和出版的各类书籍，以及从书店进入寻常人家的作品，都和我们在上文曾提及的读者群体相关：它们所触及的消费者是那些知道如何阅读健

---

1 对"生命本身"（life itself）这一术语近来在科学中的意义，可以参考哈拉维的研究（Haraway 1991: 183–201）以及罗斯的延伸讨论（Rose 2007）。也可参考我和张其成的书（《万物·生命》）中的第四章《生命意义》。

康读物的人，是那些有时间和空间去阅读和践行养生活动的人，是怀揣个体健康需求进行消费的人。

信步走入北京的一家社区书店，我们如料想的那样在"养生保健"这个标题下面发现了各类作品。那些印制精美、令人印象深刻的大型汇编常常是适合做礼物的多卷本:《养生保健大辞典》《家庭养生宝典》《养生秘典》《中华养生百科》《〈黄帝内经〉养生全书》《家庭自助养生》。

篇幅更短、价格更便宜的作品是上文谈到过的"登上健康快车"系列，这里只列出其中一小部分:《登上健康快车》(1、2卷)《登上婚姻健康快车》《登上心理健康快车》《登上"性福"快车》《登上健康快车——中老年食养食疗》《健康不是快车》。

正如我此前所提及的那样，所有这些"健康快车"类作品都致力于传递生物医学的健康知识。但是也有很多大众读物关注以"中国传统"的方式给出健康建议:《道教与养生》《养生经典道德经》《佛教养生秘诀》《中国道教养生秘诀》《红楼养生趣谈》《天人合一养生》《养生经》《养生文化宝典》《张其成讲读〈黄帝内经〉:养生大道》《刘太医谈养生》《黄帝内经:养生智慧》。

可以料想的是，这些作品会吸引那些具有某种诗学和哲学倾向的人，用华纳的话说，它们同样邀请读者"为民族的遗珍而兴奋自豪"。

当然，很多养生保健类出版物内容范围极其局限，质量非常粗陋，就更别提什么实用性了。这里列举一些例子，仅仅显示了它们所提供的具体方法中的一小部分:《养脑补脑健脑要诀》《降低血压100法》《养生之道220题》《你知道吗——自我养生的基本方法》《中医健身术》《家庭常用养生保健中药100味》《自我保健10000个怎么办》《家庭四季进补养生手册》《人体健康自测300问》。

在书籍营销方面针对阅读群体的一条重要预设是这些人有时间和

空间去过一种更为审慎的健康生活，为了紧扣这一点，很多有用的作品都专门针对退休人群。中国的城市当中存在一个规模巨大且相对健康的群体，眼下很多行业规定男性 55 岁、女性 50 岁就可以退休，某些职业的退休年龄甚至更低。不过，在更深一层上，存在一种将养生和对长寿的关切联系在一起的冲动，这一点在文化上形塑了很多作品:《长寿老人的养生之道》《抗老防衰 130 问》《高寿名人谈养生家庭中年养生保健全书》《中年保健知识》《长寿与养生》《长寿论语》。

还有一点不该遗漏: 很多书致力于介绍养生法的季节性调节，既不是针对所有人的中医指南也不是对名人或历史人物管理健康、保持心态平衡的逸闻加以汇编。我还想指出一类相对较新的书籍，它们回应的是医疗服务的高额开销以及医疗保险的不足。我把这类书叫作"你才是自己最好的医生":《最好的医生是自己》《自己就是最好的医生——蔬菜养生篇》《自己就是最好的医生——水果养生篇》《我的健康我做主》《健康长寿靠自己》《好习惯伴你健康一生》《求医不如求己》。

在很多书店里，紧邻着养生保健类书籍的还有专门的烹饪书（应季食物、食疗、鉴赏类）、兴趣养成书籍（室内装饰、插花、摄影）、美妆手册（化妆、美发、滋补、健身）、武术运动参考（太极、气功、篮球）和消费指南（时装、室内装饰、电子产品）。如果再加上这些类型的出版物，我们开始看到养生在一种具有文化品位且日渐休闲的消费主义社会环境中所处的位置。

读以致用

不过，更为仔细地审视这些养生书籍就会发现，这些作品的消费者并不止是为了消遣或消磨退休时光而阅读。相反，这种文本自身的组织方式就是为了满足个体特殊的欲望和需求。研究英语文学的学者们承认，对于小说或哲学专著，当下我们所预期的那种有始有终，持续追踪叙事和论证的阅读法只是诸多方法中的一种。彼得·斯塔利布拉斯（Peter Stallybrass）宣称小说只是"非连续性阅读的漫长历史当中的一段精彩而反常的插曲"（Stallybrass 2002: 47）。养生类读物所设定的那种阅读实践更具"索引性"（indexical）。斯塔利布拉斯用这个词来提醒我们注意他在早期现代宗教文献甚至现代天主教祈祷书中所发现的很多"导航工具"（navigational aids）。

养生书的目录很明显就是一种"导航工具"，它让读者以最小难度找到对自己有用的东西。其中一本[1]较厚的养生典籍的目录既反映了"养生"这一类别所覆盖的范围，又体现出读者们的目的和策略。这是一份庞大的目录，长达55页，逐页介绍了这本一卷就超过1 300页的大书。如下所示，这一卷内容被分成"五编"：

第一编：古今养生之道（3—186页）
第二编：自我保健养生（187—456页）
第三编：药物与运动养生（457—612页）
第四编：防病治病养生（613—1123页）
第五编：向百岁进军（1127—1153页）

注意目前为止最长的是第四编"防病治病养生"。这一部分的功能就是提供参考，每个读者都可以查找自己身上的小毛病，收集

---

1 《养生秘典》，耿洪森主编，安徽人民出版社，1999年11月第一版。——译者注

有关的医学知识和权威建议。如果我是一名关节炎患者，可以翻
到第四编第七章（《骨骼、关节系统疾病的防治》）第二十九小节
（《骨关节炎》），在那里我可以找到六条简明扼要的建议（已编号）
来管理（无法治愈）病情。如果我已经被诊断出肾脏疾病，就可
以翻到第四编第四章（《肾病的防治》），那里有与我的病情相关的
十一篇短文，包括中草药推荐、饮食建议以及如何在衰老的同时维
持肾脏功能健康的指导。

　　这一类手册即使放在全球文化的背景中也极为醒目，详述其架
构似乎是在絮叨一些显而易见的事情。但是值得注意的一点是，这
本书（以及总体上说养生保健这一类作品）传递信息的结构是确保
能触及每一被疾病困扰的个体。也就是说，它假定大多数读者之所
以会拿起这本书不是因为对健康的生活方式怀有松散的好奇心，相
反，他们有明确的需求，寻找的是实用的信息。很多养生保健类的
作品，至少会部分按照疾病的种类而展开，每一章针对一种病情：
动脉硬化、消化系统问题、性功能障碍等，在目录中罗列清晰。这
些作品极易于搜索。但是目录同样可以让我们从最初的目的上分
心。在搜索与关节炎相关的建议时，我的目光很容易就落在第四编
第二十五至二十七章：

　　　　第二十五章：女性比男性长寿（三篇文章）
　　　　第二十六章：男性如何夺高寿（八篇文章）
　　　　第二十七章：夫妻恩爱能长寿（十四篇文章）

　　当我拿起这卷书想要评估一下习惯性失眠对我的健康会产生何
种影响时，我的一些实际问题可能需要更为一般性的答案。在第二
编第二章第四小节《睡眠与养生》中，我发现此处的文章都在谈论

午睡、噩梦、床垫太软以及生物钟（还包括其他一些内容）。可能我还会对睡眠这部分下面那个小节里的九篇文章感兴趣，那一节的标题是《乐观者长寿》。

　　让身体融于日常生活，这是养生保健类作品的实质。如果我们想要管理久治不愈的慢性病，已经有现成的信息可以指导我们怎么去做。但是这类信息总是被太多的日常生活建议包围，被披着传统医学和哲学外衣的祖母式常识所包围。这些信息引用生物医学和公共卫生知识，人们不得不认定它并非仅仅针对病人，而是覆盖所有人、所有家庭以及整个"生活方式"。在结束对《养生秘典》冗长目录的讨论之前，让我展示一下自己最喜欢的一部分当中的章节标题：

　　第二编第一章：自我养生

　　第三节　生活细节谈养生

1. 洗澡的学问

2. 摇扇好处多

3. 理发能改善心理状态

4. 久坐易致病

5. 收藏与养生

6. 电热毯哪些人不宜用

7. 看电视三忌

8. 不宜在浴罩里洗澡

9. 选用老花镜

10. 注意日常生活安全

11. 老人防跌倒

12. 如何洗手

在这一页往下几厘米处，我们可以发现：

第六节　称心装束可延年

1. 衣着称心有益健康

2. 中老年服装的选择

3. 中老年穿着技巧

4. 装束入时延衰老

5. 谈"老来俏"

接下来题为《养生美容》的一节当中有 17 篇文章。这一切多么引人入胜！换个角度说，如果我们隐约感觉日常生活应该免受政府治理的渗透和新自由主义商品化的影响，而上述这一切将家长式权威强加于日常生活，又多么富有侵略性！

用言辞触碰生命

上面所介绍的材料是在一个非常亲密的层面上运作。我们可以发现，在这些材料中少有远离生活的、纯粹文本化的知识领域。同样，在阅读了这些朴实无华的段落之后，我不相信会有哪种严格意义上实践性、具身性的存在是无法被文本和话语触碰的。至少像我所总结的那样，在现代中国，养生保健类作品可以在其中发挥效用的种种境况，决定了在这一大众健康领域中可以被谈论和宣传的内容。不过，在健康媒体的消费方式上，我和我的合作者在北京所展开的田野调查发现了很多特异之处。

当我向一位晨间走步的伙伴展示一本有关草药营养知识的漫画

书时，她只翻看那些自己做过的食物，并且评论说自己所掌握的知识比这本书有用得多。当我在一位单身女性朋友的家里询问几本被翻烂了的励志书时，她立刻声称自己是一个不错的读者，但却对这些书里面所给出的那些具体建议没有任何兴趣。她说自己阅读这些有关健康和美容的书是因为其中收集的明星的日常故事让她觉得有趣。一名对自己的同胞颇有微词的警察花了几个小时时间紧张地跟我解释他对一些中医典籍的奇特阅读。他在那些书中看到了改造一个腐败社会的希望所在。我所结识的几个身处学术界之外的读者收集养生保健书籍是因为自己也有计划撰写健康指南类作品，他们相信自己能够做出一些独特的贡献。

这让我们想起迈克尔·华纳的学生，他们不会像一位英语文学教师所期许的那样规规矩矩地阅读。在华纳所列举的大学生们的坏毛病当中，我们可以发现两类最主要的行为：一是重新解读（re-read），二是自我带入或表演式阅读。在他的记述中，重新解读包括模仿他们认可的情感，为民族的遗珍感到兴奋自豪，在熟悉的地方寻找安慰，把尚未认识到的内容斥为无聊，寻摸一些陈词滥调。我们当然可以预料，对养生保健类读物也有类似的阅读方法。我先前展示的那些精致的目录邀请我们直奔那些得到认可的内容，而且还会强化我们已经知道的东西。如果我是个关节炎患者，就不会对肾脏疾病这个陌生领域感兴趣。可能我的婆婆认为在汤里面加一些萝卜有助消化，所以我会注意到《养生秘典》里（第二编第三章第五节，395—396页）详细介绍了萝卜的用法和功效。健康指南在一个实用性的领域中具有重要意义，我们的目的则以诸多方式来为文本赋予形式。如约翰·邓恩所说，"世界是浩瀚书卷，而人就是它的索引"。尽管如此，我是否需要指出一点：索引和目录不也是浩瀚书卷的一部分吗？把阅读视为重新解读提醒我们注意自己明明知道却常常忘记的一点：人总是产生于充满话语的世界。社会事实一直被媒介着，无穷无尽。用马扎雷拉的话说，我们的"社会发配"总是在从未被媒介的领域里通过媒体来实现自我的生产和再生产。

虽然我们发现重新解读很重要，但并不是只有模仿和再造。华纳同样注意到（而且我们在民族志田野调查中也可以感知到）在缺乏规训的阅读中还有一种表演式或自我带入式的功能。他的学生还会认同文中角色，爱上作者，炫耀或显示自己是课程一分子，走进粉丝们的社会世界。他们寻找"积极的自我形象"，他们对异域感到激动，深陷悬疑中难以自拔，他们笑，他们哭，他们被挑动。在阅读中，美国的本科生让自己变成在历史上占据特殊位置的某类人。如果对古典小说的阅读是这样，那么对养生保健类作品的阅读就更是如此，且更加有趣。

毕竟，流行养生读物有助于改善健康和日常生活，它会在那些具身性的实践中推动微小的提升，它推介技术以实现"内心的宁静"，它能带来廉价甚至免费的日常愉悦。在与这类读物的对话当中组装和践行的"自我"极为容易辨别，但最终会呈现出特异性。每个人都以自己的方式成为世界浩瀚书卷的"索引"。或者，如果我们回想一下查尔斯·狄更斯对阅读之微妙的提醒，当人们阅读时，总会难以自抑地在创造着新的事物：

　　　一个女演员读懂一个女仆的角色，一个舞者读懂一首号笛舞曲，一个歌手读懂一支歌，一个海景画家读懂大海，一个定音鼓手读懂一段器乐曲……

不只是使用"阅读"一词的那些表达"总是充满朝气、令人愉悦"。当读者们创造性地展演自己的身体和生活时，他们自己也总是蓬勃而愉悦的（或者至少他们说自己是愉悦的）。可以证明这一点的是，养生保健类读物总是执着于帮助人们实现健康的晚年生活，而且所有的养生对话总是会转向对快乐的追问。不过这些已经是另一篇论文的主题了。

结语

为了结束这篇追问词语如何触及生活以及生活如何与书本知识相关的长文，我想回到大众健康读物本身。我认为，至关重要的是要理解读者们即使是在精心打造新的自我和生活时，所做的也主要是对文本进行重新解读。我同样认为如果想要理解媒体的效力和魔力，我们必须时刻留意其在特定时间点上的特定读者群。毫不意外的是，养生保健类出版物以一种强有力的方式向现代中国特定时期、特定阶层和拥有特定社会历史经验的读者发声。即便调用了全球性的事实和世界性的语言，它们依然在本土才有意义。

《登上健康快车》极其偏向国外所认可的生物医学知识和社会学统计数据。即便是这样一本著作，其论辩所指也依然是真正在中国土地上生活的真实的人们。在序言中，这本书指出个体对疾病因子的反应存在很大差异。生活艰难，但是不同人因应挑战的方式也不同：

遇到生气、着急、不痛快的事，张三一生气、着急就心跳加快、血压高、脸红、浑身哆嗦；李四一生气、着急，心跳不快、血压不高，但是胃疼，胃穿孔，胃出血；王二一生气、着急，得糖尿病了；第四个人生气、着急，既不得心脏

病，也不得胃病，也不得糖尿病，但得了癌症。……第五个
人也是遇到压力，变成精神分裂症了。第六个人生气、着急
什么病也没有。都是人，都是生气着急、遇到压力，有的人
得心脏病、溃疡病，有的人得糖尿病，有的人什么也没得，
这就是因为人的心理承受能力不同。

　　记得"文化大革命"中，红卫兵每天早上第一件事就是
揪斗走资派。有一个党委书记是个女同志，前前后后被斗了
一百多次，……但是这个女同志非常不简单，都完了回家该
吃饭吃饭，该睡觉睡觉，若无其事。我从心眼儿里佩服她，
她不愧是真正的共产党员，是特殊材料制成的。过了没几天
又揪出护士长了，一个上海人，模范护士长，待病人如亲
人，真是非常好的人。她爸爸是历史反革命，跟她有什么关
系？……

故事讲得非常详细。她是一名护士，个人在生活中并没有遭遇
过什么困难。当听到自己第二天早上要被揪斗，她用一种极为可怕
的方式自杀了。文中巨细靡遗地记录了这次困难重重但又精心设计
的自杀，讲述者所要强调的是：对那些翌日清晨目睹她从五楼破窗
坠地后的尸体的人而言，那是相当难以忘却的一幕。

　　怎么别人被斗一百多次，若无其事；明天才斗她，今天
就精神崩溃了？这就是人和人的不同，人和人心理耐受能
力、精神、性格、意志和各方面都不一样。（Jin and Guan
2002: 17-18）

当然，有关"文革"当中勇气和苦痛的这类故事现今在相当大

程度上已成定式。阅读这些案例就是去重新排演或重新解读某种已成惯性的记忆。但是我们应该记住，《登上健康快车》所倡导的是一种在全球范围内得到认可的健康。一个人"该吃饭吃饭，该睡觉睡觉"，好像没有什么特别的事情发生会扰乱某种普世性的身体生活规范。

社会心理学家姜德珍写了一本名为《天天开心活100岁》的小书，这本很有吸引力的作品为养生贡献了更为精彩的内容。姜医生不厌其烦地重复她对"情绪平稳"和"身心健康"的偏爱，显然这是借鉴自某种国际专业心理学的术语。但是它们同样吸收了养生的古老话语。在第十一章《活出人生新境界——养生六法》里，在"进取养生"和"淡泊养生"之外，她还写了一篇几页纸的短文，名为《遗忘养生》：

老年人要记恩不记仇，要有容人之量，才能免去烦恼。做到情绪平稳，促进身心健康。要学会"遗忘"，"遗忘"什么呢？

1. 遗忘经历的坎坎坷坷

莎士比亚说："聪明的人永远不会在那里为他们的损失而悲伤，却会很高兴地去找出办法来弥补他们的创伤。"

老年人要像莎士比亚说的那样，不要为自己过去所经历的坎坷而悲伤，而是承受创伤，心情平静地集中精力做好当前的事来弥补过去的创伤。

2. 遗忘个人的恩恩怨怨

有的老年人提起年轻时某人对他的打击就牢骚满腹，喋喋不休，直到古稀之年还记忆犹新，仍然抱怨不已，真是记了一辈子的仇。这样付出的代价太大了，这是因为他不知道让心情平静的秘诀是正确的价值观念。如果认识了这一点，他的埋怨就可大部分遗忘了。

3. 遗忘心烦的琐碎小事

对微乎其微的小事不记在心上。生命是短促的，没有时间去为那些小事烦恼，如果想求得心情平静的话，就不会去为那些小事烦恼。因为小事引起大烦恼，这是因为夸大了那些小事。有的老人因为丢失或遗忘了一件物品或事情，就坐卧不安，魂不守舍，忧心忡忡。……有人会问若丢了一条金项链呢？从价值来说倒不是一件小事，但找不着也不能因此烦恼，还是健康重要，一条项链丢失了可能还有可能再有，生命是有限的，失去了就不会再回来，还是把引起烦恼的小事忘掉吧！

……

遗忘养生的意思是把所有引起烦恼的事忘掉，接受今天的一切，办好今天的一切。人不能生活在遥远的过去与无穷的未来这两个永恒之中，只能生活在两个永恒的短促交接点。生活在今天是我们能够把握的时间。在每个有限的时间里都能心情平静、无忧无虑地度过，就能健康长寿（Jiang 2005: 156-158）。

如此长篇大论地引用这两则材料并不是因为我认同他们给出的建议。面对他们对忽视和遗忘的劝说，我个人倾向于有些烦躁地追问：健康可以被归结为对经验的免疫吗？为了健康，我们就需要去遗忘吗？我尤其不愿意像这些作品那样把疾病和不快乐的诱因降缩到心理学的范畴，这样做反而暴露出他们自己正焦虑于如何才能用话语控制感受。读者的精神和情感生活可能很容易受到权威话语的影响。《养生秘典》里面的白纸黑字并没有直接改善我的消化或减缓我的关节炎，但是我所引用的那些劝告却是活在当下的，卸下那些侮辱，忽视那些琐细的障碍，遏止愤怒，淡泊寡欲以及多吃萝卜会触及我们这些重新解读、重塑自我的人。读，我们可能会对事物懂得更为透彻一点儿；懂，我们可能会养成一些更健康的习惯；有了更健康的习惯，如果我们运气不错的话——就"灵"了！

袁长庚　译

第七章　公园年票
——新"老北京"的当代文明化

　　黎明时分，北京的各大公园开门了。清晨的五点到八点是公园人流量最大的时候，在冬天最冷的月份，这个时段会稍微后延一些。虽然公园入口处的工作人员都已到岗，但无论售票员还是检票员在这一时段都没什么事可做，因为这个时候来公园的人大多持有公园年票；只有在稍晚些时候，中外游客开始出现时，他们才会开始检票。一大清早涌向公园的北京市民中，只有一部分是家住附近的居民，还有不少人住在城郊，每天搭乘最早的公园班车，千里迢迢地进城。[1]

　　在这个时间段里，公园里的一切都是动态的。散步的、慢跑的、打太极的、跳舞的、遛狗的、做健身操的，各自占据一块空间，挤得满满当当。仅有的静态空间属于少数练气功的人，他们练的是内功，不过本质上也是动态的。晚些时候，边散步边欣赏公园美景的人、合唱团、舞蹈班、做手工的、用清水在地上书写汉字的、放风筝的、戏曲业余爱好者、以公园为背景的摄影爱好者也会

1　本文围绕北京城中心的公园展开，基于作者在北海公园、景山公园、紫竹院公园、后海和西海的田野调查。颐和园、圆明园、香山公园等远郊公园对于市民来说也非常重要。

陆续出现。

　　来到中国城市的外国游客，无一例外地被这种公共生活的魅力所吸引，但是似乎没人能说清楚这种"魅力"背后的本质是什么。潘卡·米什拉（Pankaj Mishra）在《伦敦书评》中将这一现象置于更宽广的历史视野之中，并做出了有见地的评论：

> 在中国，在光彩夺目的商场之外，有许多事物都体现着革命的过去与市场化的当下之间的复杂关系。这种复杂关系不仅体现在印有毛主席头像的纪念 T 恤和海报上，也体现在来北京上访的村民们谈及已逝领袖的敬畏之情中，更存在于仍然颇为流行的"群众文化"中：在公园里和人行道上忘我起舞的中老年人，在纪念馆门口引吭高唱革命歌曲的老年合唱团，都是这种矛盾现象的最好例证。[1]

　　米什拉的这段话点明了上述公共空间使用方式的研究价值。首先，在"市场化"的改革时期，公园生活是对革命过往的一种"提示"。其次，如今的中国"依然"有"群众"，而且这些"群众"拥有自己特殊的群众文化。第三，米什拉认为，在公园里大方起舞的"中老年人"是"不自知"的，他们没有对自己有时笨拙、明显衰老、并不标准的身体感到尴尬；相反，他们非常自得其乐，陶醉于其中。最后一点虽然是米什拉的个人想法，但是丝毫不减其重要性。[2]

1　Pankaj Mishra, "Getting Rich: Pankaj Mishra Reports from Shanghai", *London Review of Books*, November 30, 2006, 3, 5-7.
2　公园使用者经常把找乐和快乐当作他们锻炼和日常修养的原因。这一观察引出了一个更大的问题，我和张其成正在合写的新书将对此展开论述。（即 2019 年三联书店出版的《万物·生命》——编者注）

　　米什拉所观察到的现象不禁让人思考，当这些原本属于私人范畴的娱乐活动成为了一群人公开的集体活动，这其中体现了哪些阶级或社会运动的特质？在公共场所里锻炼或参加业余爱好活动，是不是毛泽东时代集体动员的延续？[1]这是否意味着私人的依然是政治的？抑或反之，群众文化被私人化、个人化到了完全去政治化的程度？这样的公共集会是指向类似革命的事物，还是在参与者的遵纪守法中指向永恒噤声的大众？

　　我在开展关于"养生"实践的民族志研究时，采访了许多来公园锻炼休闲的中老年人。[2]他们很少认为自己在政治上是抵抗或反叛的，但是，他们都坚称集体的价值（尽管在这个以市场为中心的年代，他们只是聚到一起做操而已），并为毛泽东时代道德观念在如今的衰落以及自私自利之风的兴起而叹息（图1）。米什拉所观察到的现象——业余合唱团热情饱满地歌唱革命歌曲，既唤起了几十年前集体行动的记忆，又为其赋予了新生。舞蹈课和书法小组的社区组织者认为自己是活动积极分子，并用毛泽东时代"为人民服务"的话语来解释自己为什么这么做。这种动员通常被视为"养生热"，自上个世纪90年代初开始逐渐成为公共生活的重要特征。[3]北京内城上了年纪的居民参与到这些活动中，也许只是图个

1　Kang Liu, *Globalization and Cultural Trends in China*, Honolulu: University of Hawaii Press, 2006, 86–94.

2　本文的观察和引用，来自针对现代北京"养生"实践的一项调研。北京中医药大学张其成教授是该项目的共同负责人。2003年，我们带领几名研究生，对北京西城区200位市民发放问卷调查，接着对36名受访者进行了深入访谈。在此特别感谢邱浩、罗浩、王明皓、于红、赖立里。

3　Nancy Chen, *Breathing Spaces: Qigong, Psychiatry, and Healing in China*, New York: Columbia University Press, 2003; David A. Palmer, *Qigong Fever: Body, Science, and Utopia in China*, New York: Columbia University Press, 2007.

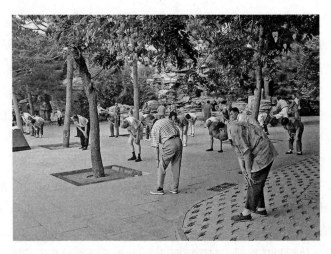

图1　一大早来团结湖公园做操的人们

乐，[1] 但我们不应忘记，这一代人经历了毛泽东时代的革命，他们最擅长的就是把私事变成政治，把政治变成私事。民族主义和社会主义集体观念深深融入了他们的血液。

　　本文讨论的是公园年票的使用及其所承载的意义。这种无差别而统一使用的身份证件，令人想起毛泽东时代高度政治化的个人身份文件；过去，每个人的阶级成分都是公开的并且记录在册——这是阶级斗争的基本要素。公园年票，政体赋予每位公民的权利的标志，似乎是中国市场改革的背景下，纯粹市场价值以外的一片净土。然而实际上，公园年票浓缩了这座城市及其居民的许多典型态度与习惯。因此，一张不起眼的年票为研究中国改革开放后的"承

1　1993年宁瀛导演的电影《找乐》分析了当代北京空间与地点的微政治，与本文所探讨的主题具有高度一致性。

诺政治"的延续打开了一扇窗户[1]：年票一方面代表了对消费体制的抵抗，另一方面体现了人们对社会主义国家所设定的宏大民族目标的接受。当然，举办 2008 年北京奥运会正是这些目标之一，尤其在新世纪的头十年里，北京城上上下下为了实现这一目标而充满了干劲。充斥于户外空间的生活，连同集体占据了公园和空地的人们，是养成的、有意为之的。但是，正因为这是实践的，所以很难被理论化。

　　这种现象甚至没有被当作一种景观。米什拉在公园里跳舞的人身上所见的那种大方自然，让来自外国的观察者不禁思考：如果这是一场表演，那么观众在哪儿？谁来收钱？我们常在老年人身上看到的那种肢体不协调的尴尬感去了哪里？一般来说，上了年纪的人都希望保持体面，但是为什么有人愿意当众不断地练习不熟悉的舞步？最重要的是，游客可以在北京的公园里明显地感到，原本明显是私人、身体性的活动，被有意变成一种公共、集体的行动，而且参与者不会感到尴尬。私人的事变成了公共的事：最自然最简单的快乐，充满了这座城市的时空，并为其赋予了文化形式。[2]

　　接下来我用民族志的方式，抓取汇集在公园中的城市生活实践。通过对公园年票的使用、意义和权力的探讨，我想展示最平凡

1　Michael Dutton, *Policing Chinese Politics: A History*, Durham, N.C: Duke University Press, 2005.

2　本文源自2006年美国人类学会一场纪念Nancy Munn的座谈。Munn最近针对曼哈顿和中央公园的研究，她对于空间时间化的关注，以及她对于客体力量的尊重，都启发了本文的论述。参见Munn, *The Fame of Gawa: A Symbolic Study of Value Transformation in a Massim (Papua New Guinea) Society*, Durham, N.C: Duke University Press, 1992；以及Munn, "'The Becoming-Past' of Places: Spacetime and Memory in Nineteenth-Century, Pre-Civil War New York", *Finnish Journal of Anthropology*, 29(2004): 2–19。

的国家"常规与仪式"在实践中得以清晰表达的一些方式，及其体现的人们的空间政治与民族主义政治。[1] 这并非反叛或抵抗政治，恰恰相反，这是一种根植于 20 世纪中国革命依从的文明民族主义。它体现了对城市空间历史的特殊敏感性，以及对这些空间的归属形式和使用形式的敏感。我认为，在中国的历史语境中，即便这种最为安静的行动形式，也有其政治意涵。像米什拉一样将普通北京市民的日常娱乐消遣理解为中国革命世纪的延续，就是要承认人们的声音和公共行动——其政治传播不仅常常被忽视，有时甚至被当作被动的（依从）而加以否定。但是如果我们对政治采取更宽容的定义，不把自由民主视作政治的自然形态，也不把解放视作其目标，那么我们或许就能理解，哪怕"依从"都能在公共生活的权力配置中发挥作用。

毛泽东时代之后的运动

第一个向我展示公园年票的，是一位拄着拐杖、慢悠悠地在巨大的天坛公园里散步的老爷子，那是在 2001 年的冬天。我问他多

---

1 Philip Corrigan and Derek Sayer, *The Great Arch: English State Formation as Cultural Revolution*, New York: Blackwell, 1985, 1-13.关于空间的政治，参阅Jonathan Boyarin, ed., *Remapping Memory: The Politics of Timespace*, Minneapolis: University of Minnesota Press, 1994。关于中国对空间的斗争，参阅Stephan Feuchtwang, ed., *Making Places: State Projects, Globalization, and Local Responses in China*, London: UCL Press, 2004 ; Duanfang Lu, *Remaking Chinese Urban Form: Modernity, Scarcity, and Space, 1949-2005*, New York: Routledge, 2006 ; 以及Li Zhang, *Strangers in the City: Reconfigurations of Space, Power, and Social Networks within China's Floating Population*, Stanford, Calif.: Stanford University Press, 2001。

久来一次天坛公园，他回答道："一周一次吧，但是别的时候我上其他公园去。紫竹院、颐和园、朝阳公园、地坛、景山公园等，都去。"接着，他掏出了他的公园年票给我看，开心地向我解释道，一年只要 50 元（当时约合 6.25 美元），就能免费游览北京市 12 座公园。我问他这个年票价格算不算贵，他说："不会不会，对我来说挺便宜的。"他主动告诉我，他每月领着 200 元（约合 25 美元）的铁路退休补助金，对他来说，花销更大的是公交月卡（大约每月 45 元，约合 5.6 美元），这样他才能到那些远距离的公园去。他的故事让我产生了疑问：他为什么要在微薄收入中挤出这么大一笔钱——加上他的腿脚还不灵便——就为了四处逛北京城的公园呢？难道他所居住的环境那么糟糕，那么不宜居吗？我们要如何理解他对公园生活的积极和乐观，以及他把公园年票当作一种享乐，乃至自由的保障？这种公共空间里的悠闲而合法的移动性，与哪些特定的历史问题相关？

对某些研究政治学和当代中国政治生活的学者来说，他们更倾向于把城市公园的使用者视作非政治或者反政治问题的一部分。中国的知识分子和其他受教育的城里人常常指责"农民"和老百姓"像羊一样"被动，需要强势的领导才能够行动起来。在同样的逻辑下，本文的主要研究对象——晨练者、冥想者、爱好者、散步者，都被视作一个新型"去政治化"治理术体制下的统治对象，而公园年票则是类似于"面包和马戏"这样用来管理人口的小恩小惠。

我们很难在这种大众实践中找到任何反对国家的表现，而许多关于政治的定义都要求"抵抗"这一元素的存在。[1]在中国现代性

1　Alessandro Russo, "How to Translate 'Cultural Revolution'", *Inter-Asia Cultural Studies*, 7(2006): 673–682.

问题研究领域颇有影响力的一些作家眼中，政治，是能够进入公开辩论的公共空间的这一人群所进行的"智力创造"行为。例如，汪晖就对政治持狭义的观点，认为公开的公共辩论对政治不可或缺，[1]因此他认为过去几十年里中国和全世界都经历了显著的去政治化：我们可以看到政党多元性的减弱，以及技术专家治国的现象以惊人的速度自然化。但是，汪晖也在一篇关于去政治化的文章的结尾呼吁"重新定义政治自身的边界"。[2]

这种观点相比起哈贝马斯在 1981 年提出的"新社会运动"要狭窄得多。哈贝马斯在论文中写道："新的冲突并非由**分配的问题**所引起，而是由**生活形式的语法**所引起。"[3]他还谈到了"生活世界之内产生的反机构"，并注意到资本主义企业和大众政党"有意区分并疏远了那些作为系统之**环境**的空间，只有在这些空间中，个人身份与集体身份才能被塑造"。他在文章的结尾强调了"回应生命世界殖民化的新抵抗和撤退运动具有何种论战意义"[4]。虽然在这篇短文中，哈贝马斯按照他习惯的方式使用了公共空间的概念，但是他拓展了对群众运动与实践论争的认识，或许能够让我们对政治的理解超越国家或政党导向的概念。

最近一项关于中国历史和社会运动的研究，为这一政治问题提供了更有益的视角。麦克尔·达顿（Michael Dutton）在《中国警察史》（*Policing Chinese Politics*）一书中，就中国的公共生活经历了去政治化这一点与许多学者达成了一致，但是他的观点又稍有不同。他关于政治的概念借鉴了卡尔·施密特（Carl Schmitt）和毛泽

1　Wang, "Depolicized Politics, from East to West", *New Left Review*, no 41 (2006), 29–45.

2　Wang, "Depolicized Politics", 45.

3　Jürgen Habermas, "New Social Movements", *Telos*, 49(1981): 33.

4　Habermas, New Social Movements, 36–37.

东第一篇政论文《中国社会各阶级的分析》中的观点。在 1926 年
发表的《中国社会各阶级的分析》中，毛泽东呼应了施密特的著名
格言——区分朋友与敌人是关键的政治过程，不过毛泽东将此区别
称为"革命的首要问题"。[1] 通过大量对中国公共安全机构的历史研
究，达顿发现尽管毛主席的友敌之分时强时弱，但是在他所领导的
五十年革命进程中，这对概念主导了政治。阶级斗争成为共产党政
权第二天性。[2]

　　对于上个世纪 40 年代到 80 年代中的几代中国人（不仅是共产
党党员，不仅是年轻人，不仅是被动员起来的工人、农民和军人）
来说，政治感渗透进日常生活的方方面面。私人空间中，几乎每个
角落都受到这些因素的影响：阶级、特权、权力差异，以及意识形
态驱动下的对思想和欲望的思考。达顿认为，在这种"承诺政治"
中，权力的倾向（disposition）不仅"要求对身体的训导"[3]，更要求
热情的参与。他不是唯一一个研究"承诺政治"特点的人。描绘毛
泽东时代之后的政治的本质，算得上当代中国研究中的一个小产业
了。[4] 但是达顿通过他所搜集的警务档案，提出了以下观点：改革

1　达顿将毛泽东第一篇正式发表的文章的第一段翻译为"Who are our enemies, who
　　are our friends? That is the question germane to the revolution"（摘自 *Policing*，第 3
　　页）。但是毛泽东原文的语气要比达顿的译文来得更加强烈。

2　Giorgio Agamben, *Homo Sacer: Sovereign Power and Bare Life*, Stanford, Calif.:
　　Stanford University Press, 1998.

3　Dutton, *Policing*, viii.

4　Judith Farquhar, *Appetites: Food and Sex in Post-socialist China*, Durham, N.C: Duke
　　University Press, 2002; Li Hsiao-t'i, "Making a Name and a Culture for the Masses in
　　Modern China", *East Asia Cultures Critique*, 9(2001): 29—68; Liu, "Globalization" 以
　　及 Meng Yue, "Female Images and National Myth", ed., Tani Barlow, *Gender
　　Politics in Modern China*, 118—136 页, Durham, N.C: Duke University Press, 2003;
　　Xiaobing Tang, *Chinese Modern: The Heroic and the Quotidian*, Durham, N.C: Duke
　　University Press, 2000; Jeffrey N. Wasserstrom 及 Xinyong Liu, "Student 　（转下页）

时代的"中国特色社会主义",总算在 1980 年代时终结了对朋友与
敌人、正统的与被排挤的过度焦虑。

　　在当代中国,已被去政治化但仍然讲政治的人们,在其日常实
践中按照几十年前被灌输并从未真正遗忘的政治惯习来行事。虽然
日常生活已经被大大地私人化了,但是曾经浸淫于集体动员的北京
人仍然选择出门参加集体活动。虽说如今中国文化的方方面面似乎
都被打包妥当,以便在消费主义的世界中轻松出售,但是公园里的
爱好者和锻炼者们却不会花一分钱,也从不出售任何产品或服务。
将公共空间用来养生,是以实用的方式提出了一种行动主义。正如
米什拉所观察到的,这种行动主义维持着"革命的过去与市场经济
的当下之间的复杂关系"。

　　因此,公园实践是一种特定而非普遍的政治形式。它存在于自
身的空间—时间或生命世界,让身体和地点成为了不忘几十年前
惯习的行动地带。尽管北京的公共空间受到市政府和国家的严格控
制,"(新)群众"对它宣称权利并采取占有行动,我将其视为一种
以人海充满(peopling)城市的形式。在中国,公共空间中的身体
的政治倾向有着悠久的传统。也就是说,一直以来"人民"和"群
众"这两个概念都是政治的,并总是与中国民族文化息息相关。[1]

　　现代和革命的中国一直都在有意识地人海化和文明化,这场进
化在"文化大革命"时期的样板戏和其他官方许可的作品中达到了

（接上页）Associations and Mass Movements", ed., Deborah S. Davis、Richard Kraus、
Barry Naughton、Elizabeth J. Perry *Urban Spaces in Contemporary China: The
Potential for Community and Autonomy in Post-Mao China*, New York: Cambridge
University Press/Woodrow Wilson Center, 1995, 362–393; 以及 Xudong Zhang, ed.,
Whither China? Intellectual Politics in Contemporary China, Durham, N.C: Duke
University Press, 2001。

1　Li, *Making a Name*.

高潮。现在，各种形式的大众文化成了商品，有些还价格不菲；人民似乎也都变成了消费者。[1] 但是，正如我在本文中所讨论的，北京居民依然能够作为人民被动员起来，以最低程度参与商品经济的方式来找乐子。这是一种安静的政治，却挑战着我们对"去政治化"一词带有计划经济色彩的定义和落后保守的批评。与其谴责非批判性的主流集体行动是依从的淡泊无为的因而根本不是政治的，不如说我们应当在人们的日常行动中找到一种创造了政治空间的集体表达。

公园年票

北京的公园经历了一轮修整翻新。为了兑现为 2008 年奥运会建设"新北京"的承诺，一项长期贯彻的"绿化"政策自 2001 年开始加速实施。作为该政策的一部分，北海、景山、天坛、颐和园、香山等旧日的皇家园林里种下了新植被，铺就了新道路，里里外外修葺一新。公园的修整工作每日在熙攘的人流中进行着。游人们欣赏着刚刚粉刷一新的亭台，在当季鲜花铺就的花坛前拍照留影，在湖面上荡起双桨，在公园里观看小型教育展览。在他们当中，还有一些普通市民。这些市民们和到此一游的游客不一样；对他们来说，公园是每天或每周日常生活的一部分（图 2）。这些本地人一次次地来到公园，参加合唱、针织、民间舞等活动；他们慢跑、打太极、做健身操、练气功；他们来遛鸟，或者遛狗；还有最重要的，来这儿会朋友。在公园里逛一逛，与这里的常客聊聊天，你就会发现，邻里生活甚至是个人的家庭生活，都被延伸到了这个

1　Bejamin Lee, "Going Public", *Public Culture*, 5(1993): 165–178.

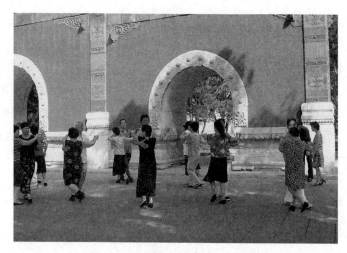

图 2   北海公园历史遗迹旁的交谊舞

最为公共的空间中。在美国人看来非常私人的、倾向于私下里进行的活动，例如锻炼和做手工，都被带入了开放共享的空间中。于是就有了唱歌、跳舞、武术、针织小组等大小社团，但是这些团体没什么硬性规定，是否参与也比较随意。

这些公园的常客鲜少租船、买零食、买票参观展览。上文提到，他们甚至不用花钱购买公园的门票，而大型历史公园的门票一般都在 1—4 美元。这些北京人买的是公园年票，只要北京的居住证明和一张证件照即可办理，依据年龄的不同，票价在 6—12 美元之间。有了这张年票，持证人就可不限次数地出入北京 12 座最为出名、门票最为昂贵的公园。[1]

---

1   2008 年，北京市多所公园门票被统一取消，以便在奥运会期间供游人游览使用。但是规模最大、最受欢迎的几所公园仍然收费，人们可以凭公园年票免费入场（例如天坛公园）；奥运会结束后，各大公园的门票制均已恢复。

公园年票这个小而珍贵的物件，过塑后被人们揣在衬衫衣兜里，或系上绳子挂在脖子上。它标志着主人的独特身份，将他们与这座城市所提供的公共物品联系起来。上文提到，这张年票起到了毛泽东时代身份证明的作用。在那个年代，城里人随身携带身份文件，上面写明了他们的工作单位、阶级成分并贴有照片，以此来证明他们与政体的归属模式。这样的证件在过去或现在都被叫作"身份"。虽然公园年票的核发规定要比拿到户口身份证明要宽松得多，但是这张小小的卡片仍然能够表明持证人的北京人身份。这么一张年票，体现了对这座城市的归属。

公园年票相当划算。从家庭经济的角度来看，这笔开支远比买其他日常便宜货都划算。我和公园里的北京人闲聊时，公园年票是最普遍也最自然的主题。这是人们跟我聊天时第一个提起的话题，如果当时不止一个人在场的话，那么在座的每一个人都会掏出他们的年票给我看，告诉我持证可以免费游览哪些公园。北京人喜欢讨论他们觅得便宜货的成功事迹，在和外国人聊起这张小小的过塑卡片时，大多也只用市场价值来解释它的绝对和相对重要性。但是我和北京人聊天的经历告诉我，当我们经常聊到的公园年票被提起时，它绝不仅仅意味着进入公共场所的省钱办法。

这个不起眼的物品很容易被当作工具，公园门票确实也是解决日常生活实际问题的一种手段。和其他工具一样，公园年票本身具有一定功能；它为行动赋予了形式，虽然这种行动经常被视为消极被动的。公园年票也可以从符号学的角度加以理解：它表现并传递着某种权利、记忆和价值观。公园年票同时作为工具和符号，促进了在人民与首都的城市空间之间建构起历史与政治关系的行为。这种对空间的宣称可以被视为以人海对城市的占据：人们用为北京现代化做出了积极的、在地的贡献的身体，来填满这座

城市最著名的历史空间。实际上，公园年票将时间和空间有质量
地填以中国文明审慎的民族主义审美。公园年票不仅帮助其持有
者以人海占据北京，还能让他们在想象的国际凝视下使这一空间
文明化。[1]

那么，公园年票就成为了创造优质生活过程中的活动与效能的
标志。这是不完美世界中的一种干预手段，它表现出个人与国家关
系的正当性。上世纪 90 年代起，我与张其成开始合作研究这些活
动与效能的形式。我们在针对公园重度使用者的调查和访谈中发
现，受访者中的许多人都已退休，年逾 45 岁，平时大量阅读大众
媒体上的信息。我们反复听到他们表示，"出门走走"有益健康，
是明智之举。他们还说，如果没有了公园年票，没有了每日或每周
的公园休闲娱乐，他们可能会更加孤独衰弱，更容易受他人（家人
或邻居）的欺负。一位因为残疾而提前退休的裁缝说，她都是靠月
坛公园里一起练武术的朋友来获得关于眼疾的建议。在公园长椅上
参加针织小组的下岗工人赞美他们的志愿老师，夸赞新同志的手工
作品。一位北海公园合唱团的老团员坚持合唱团向每一个人开放，
尽管他们的亭子根本站不下那么多人。也许对这些北京人来说，走
出家门，加入（或重新加入）一个非正式的集体，就是最基本的行
动形式。在这些找乐子的人中，有一小部分人更是将自己视作积极

---

1 许多研究北京及其他中国城市的学者注意到了政府主导的文明工作。参阅Ann
   Anagnost, *National Past-Times: Narrative, Representation, and Power in Modern
   China*, Durham, N.C: Duke University Press, 1997，尤其是第三章的内容；达顿
   将文明的话语与对1980年代早期反精神污染运动的有意的去政治化联系起来
   （*Policing*，第252—253页）。中国国内发表的一系列论文，一方面推进了文明运
   动与城市大众文化的关联，同时也将文明运动置于城市大众文化的历史语境之中，
   见《论城市群众文化》，文化部社会文化司与中国群众文化学会编著，中国物资出
   版社，1998。

分子，他们为邻里街坊创造更多机会，一起参加强身健体的"养生"活动。

公园里的生活比起胡同和公寓楼里的日常生活要好多了。这不仅是因为坚持锻炼和新鲜空气能够强身健体，带来好心情。公园年票的使用价值超过了单纯的工具性价值，它包含了若干种形式的重要行动。也许更重要的是，公园年票赋予其持有者在历史和政体中的一席之地，让公民在国家和都市发展中起到一定作用。这一席之地的特征受到行动者方面持续的微观政治操作，这些行动者仍然说着革命的语言，仍然致力于参与国家和城市的动员。

效能的形式

为了理解公园年票如何被用来创造公民的优质生活，或如何被用于打造文明的城市空间，我们需要更深入地了解北京城的空间布局。建都六百多年来，北京城的布局以皇宫，也就是现在的紫禁城为中心。在 20 世纪之前，皇宫周围 40 平方公里的面积都被城墙包围，里面是皇室家族成员的宅邸，也住着禁卫军以及服务于皇室的匠人奴仆。此外，这片皇家区域里还有着园林、庙宇和寺院。如今，这片旧日的皇城大概位于二环路和地铁二号线以内。中南海也在这一区域（不对公众开放），位于紫禁城和天安门广场的西侧，周围有许多高档酒店和购物中心。部分旧日的王府有偿向公众开放参观，另一些王府则被用作政府办公场所或学校。为了保护历史遗迹及旅游景点的怀旧风情，相关规定禁止（但并未有效防止）在这一区域内建设高层建筑。一些旧四合院被修复后成为私人住宅或富有的新传统主义者的私人俱乐部。还有一些新四合院由市政府出资，私人建设（虽然新，但并不一定更便宜）。[1] 日常生活设施也经历了大幅改造：在人流密集地带，有人值守的干净公厕逐渐取代了散布于穷街陋巷的公共旱厕。二环以内的著名公园得到了全面修整，格外受到游人的青睐。

与此同时，还有许多中下阶层的百姓也住在北京城中心。原本宽敞的院落几十年前被一分再分，如今这些居民的栖身之所美则美矣，却实在是拥挤不堪。居民沿街搭建的简易厨房、储藏间、鸽笼，让胡同变得更加狭窄曲折；屋子都是用碎石盖起来的（雨天的时候阴湿，其余时候灰大），取暖还得靠加热器。大多数房子里都堆满了成捆成箱的杂物，家庭生活的日常就是不停地翻找出衣物、工具、户籍本，用完再依次放回收好。胡同里的社交生活，发生在居民们出门上公厕、倒垃圾、遛宠物的时候，去附近市场办点事、到户外理个发的时候，以及聚在门廊或树荫下打牌聊天的时候。在这种穷街陋巷的社交生活里，人们周围都是认识了大半辈子的人。他们的交往有时净是些鸡毛蒜皮的摩擦，抱怨的都是人太多、空间太少的问题。但是在许多人看来，这种胡同里邻里街坊的生活，是十分珍贵却正在消逝的二环以里老北京生活的特色。

渐渐地，住在胡同多年的基层公务员、工人、教师和小商贩搬到了远郊，许多人已经退休。他们拿着市政府或开发商给的拆迁补贴，买下城郊塔楼里的现代化公寓。[2] 这些旧街区的流放者经常说起新环境里没有了邻里街坊。住在城郊新高楼社区的人们告诉我，

---

1 Derek Sheridan, *The Future is Past: Building the Historical City in Beijing*，芝加哥大学本科学位论文，2007。

2 关于影响北京住房的法律及执法制度之流变，参阅 Zhang, *Strangers in the City* 及 Sian Victoria Liu, *In the Wake of Workers: Civil Society and the Moral Economy of Marketization at a Beijing Neighborhood*，芝加哥大学博士论文，2004。

小区里的小花园让他们感到无聊，他们十分怀念一路走过街坊邻居去街道市场的长路。也有和已经成年的子女一起搬进新公寓的老人家，他们喜欢在自家的厨房做饭，喜欢在超市购物，新公寓的墙面、地板、角落也更易于清理打扫，但是不止一位搬离的退休阿姨告诉我，现代生活方式给她带来了许多便利，但是她不知道因此多出来的时间拿来做什么好。

　　依然可以在市中心那些有历史的公园里见到这些搬离的老住户：他们大老远地搭乘公交车回到旧街坊来参加娱乐和社交活动。"我从大南边坐公交车到北海公园，因为北海公园比我住的地方要有意思多了，"有一位阿姨告诉我，"我的孩子成天都在工作，他们在新房子里不怎么需要我帮忙，所以我有大把的时间可以回到城里找朋友，唱歌、跳舞、聊天。"聊及这些时，公园年票一般都会作为一种证明出现。

　　但是，还有很多老住户依旧住在胡同里，无法搬家。他们依然在局促的公用厨房做饭，上公用厕所，在澡盆里洗澡，或者花钱上为数不多的公共澡堂洗澡。冬天，他们里三层外三层地穿好衣服，在室外待上几个小时；夏天，他们早早地去抢占户外的阴凉地。换言之，北京市中心的平房生活，是不能完全在室内，甚至不能完全在胡同里比较私密的空间中进行的。到户外去，尤其是到公园去，是市中心优质生活必不可少的部分。

　　因此，城市为居民提供良好的聚会活动场所，并且保证城市低收入居民的使用，很重要。在筹备2008年奥运会的过程中，全城在建的公园显然是为了给市民创造更好的户外活动条件。所有新公园都免费向公众开放，甚至不需要年票；它们的用途也是多种多样。例如，河沿大街上两公里长的公园里，有带长凳的亭子供合唱团使用；宽阔的步道上，行人和清水书法爱好者可以同时活动，互不影响；公园里的花圃和雕塑是摄影师和攀爬孩童的最爱。秧歌舞蹈队曾经"偷来"西直门高架桥下的区域用作晚间练习场所，而西直门大街上新修建的广场则给他们提供了充裕的活动空间。每一个高层小区似乎都要提供可供居民打太极、下象棋、遛狗、遛鸟和小孩学走路的小公园。这些设计承认了人们的习惯，并将其作为现代城市的长期结构性因素纳入考量。

旧皇城脚下的居民对这一带的历史了如指掌，从某种意义上来说，他们每天都在过这些历史。这里的每一次翻新和新建，都会有意识地模仿清朝时期的建筑风格。我和街坊们关于这一片区域的闲聊，总会不可避免地提到许多著名的清朝人物——不久前，也就是100年前，他们就住在不远之外的地方。有些清王府现在已对公众开放，另一些则成为了大众媒体的记录对象。[1]家喻户晓的古装剧主角、乾隆年间的大学士纪晓岚，以前就住在宣武区。坐三轮车游胡同时，黄包车师傅一路飞快地历数刚刚经过的四合院里曾经住过哪些名人；有时，一个院子里就曾分别住过王公贵族、银行家、共产党地下党员和（1949年后的）高层政府官员。即便有些地方（例如前门附近）已经被完全推倒重建，但"历史人物"仍然保留了下来，居民们依旧讲述着那片土地的历史，尽管现在剩下的只有那片土地了。[2]

北京各大公园的前身都是皇家园林。将曾经的"禁地"向"人民"开放这一民族主义象征，在公园的建设中也被继续使用。上世纪20至30年代，皇家园林和皇城历史景点逐渐向公众开放；早在

1　参见在线期刊《中国遗产季刊》（*China Heritage Quarterly*）2007年第12期所刊载Bruce Doar和Deremie R. Barmé关于北京内城王府官邸的系列文章，www.chinaheritagequarterly.org。

2　Kelly Layton, "Qianmen, Gateway to a Beijing Heritage", *China Heritage Quarterly*, no. 12(2007), www.chinaheritagequarterly.org/editorial.php?issue= 012.

1949 年新中国成立之前，民族主义宣传就十分强调开放"紫禁城"的平民主义价值。[1]在那段时期里，中南海以北的北海公园成为学生、老年人、军人、一家几口人休闲交际的地方，充满了歌声与文学。现如今，虽然人民权力的民族主义理念在大众的心中得以延续，但在这种理念所宣扬的历史感中，毛泽东主义时代公园生活与公共生活的平等集体主义却常常被遗忘。

即便如此，人们并未完全忘却新中国成立初期为人民提供的公共空间。20 世纪五六十年代的一首流行歌曲《让我们荡起双桨》现在仍被公园亭台里的合唱爱好者们吟唱着。歌曲唱出了解放后快乐的公园生活：

> 让我们荡起双桨，小船儿推开波浪。
> 海面倒映着美丽的白塔，四周环绕着绿树红墙。
> 红领巾迎着太阳，阳光洒在海面上。
> 水中鱼儿望着我们，悄悄地听我们愉快歌唱。
> 做完了一天的功课，我们来尽情欢乐。
> 我问你亲爱的伙伴，谁给我们安排下幸福的生活。
> 小船儿轻轻飘荡在水中，迎面吹来了凉爽的风。

这首歌用小学生（更准确地说是戴着红领巾的少年先锋队员）的歌喉，将闲暇的午后快乐时光与共产党的仁爱联系了起来（"谁给我们……"）。虽然那个时候的公园大都破旧不堪，但是门票要么免费，要么非常便宜。公园成为了退伍军人、退休工人、高中

1　有证据表明，"紫禁城"这一家喻户晓的名字起源于1930年代，而讽刺的是，正是从1930年代起大部分皇城不再是平民的禁区。

生、大学生、带孩子的奶奶最爱的去处。以前的午休时间比现在长
一些，人们在午休时也喜欢到公园走一走。尽管这些公园后来得以
重新修整美化，它们更被直接地视作使用权转移到了人民手中的旧
日皇家园林。在此语境之下，公园年票代表了公民身份和归属感，
代表了建筑遗产与美学鉴赏，也代表了贵族财富与特权的共和式终
结。文化民族主义的存在是毋庸置疑的：公园年票象征着对文明中
国的平等权利和平等参与，无论男女老幼，每一个人都有权使用这
些典型的中国的文化空间。

公园年票与宣称行动

　　但是，为了养生保健而办理并使用公园年票的行动，不止是一
种参与民族主义历史的象征性姿态。公共空间里身体的倾向，私人
生活轨迹与城市、地区乃至国家的时间与空间的编织——这些打造
时空的行动，正如我在上文所指出的，都有着政治含义，其中某些
过程既是遗忘的政治，也是记忆的政治。对公共空间的私人宣称和
架构，在中国20至21世纪的大众运动历史以及日常生活——至少
是北京人的日常生活中——都是一种十分发达的策略。艺术史学家
巫鸿是北京人，他最近出版的《再造北京》一书记录了北京城里许
多宏大的、历史性的对城市的占领，以及相对来说次要一些的时空
中的身体倾向。他在书中将二者并置，后者中既包括了表演艺术家
的行为艺术，也包括了被视作理所当然的城市日常生活。[1]

1　Wu Hung, *Remaking Beijing: Tiananmen Square and the Creation of a Political Space*,
　　Chicago: University of Chicago Press, 2005.

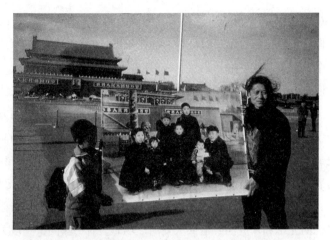

图 3　郑连杰《家族岁月》，转引自巫鸿《再造北京》第 12 页，
已获得作者许可

在引言部分，巫鸿放上了一件行为艺术作品，它很好地展现了大众的身体与这座城市具有重大意义的历史空间之间的特殊关系（如图 3）。他对这幅图像做出以下评价：

> 这场发生于 2000 年的表演看似简单，好像只不过是活人扮演的静态画：艺术家和他的儿子一起举起放大的家庭黑白照片，在天安门前又拍了一张照片。但是，这一表演的含义丰富而复杂，很大一部分原因在于天安门的双重角色：它既是表演艺术的场地，又是"相中相"的背景。那张家庭照摄于 1957 年，照片里是郑连杰（艺术家）的父母和他的五位哥哥姐姐，他们在一家照相馆里的天安门背景图前拍下了这幅合影。郑连杰五年后才出生，所以他并不在照片当中。[1]

1　Wu, *Remaking Beijing*, 12.

在随后对这一作品的讨论中，巫鸿提到了郑连杰表演中的政治，但只是轻描淡写地带过。最有趣的一点是，他没能点出照片中的一个重要姿态。

但是，我想指出这场表演中另一种没那么隐秘但更不受关注的政治。在郑连杰父子"看似简单"的姿态中，他们从历史与地方中创造了艺术。他们所举的放大照片，让国家的心脏天安门广场总是隐藏着的在场得以凸显：这个地方不仅是现代中国的标志性核心，更有着成千上万段个人历史，其中有些已经没有在世之人还记得。毕竟，郑连杰自己在1957年拍摄这张照片时也尚未出生。当他带着自己的儿子和家庭照片返回天安门广场时，有一瞬间，一段关于这个广场的个人历史在原地得以重现。一个家庭再次占有了这个地点，坚持自己有权站在那里，有权将国家的象征折叠进入私人生活的私密时空中。伴随着艺术家的父母、哥哥姐姐、儿子和他本人实实在在的在场，这个国家宏大而抽象的命运变得具体而接地气了。过去与未来共同存在于这个表演的瞬间。不需要多久——就在快门打开的瞬间，国家与个人的所有时空都被结合了起来。照片做了如实的记录，将一个实际空间的瞬间保存了下来，却也同时分散了观众对天安门的民族主义建筑风格的注意力。[1]

与郑连杰父子的表演逻辑相同，公园年票使用者也用这种方式证明，他们有权占有公园，有权跳着交谊舞占据公园步道，有权在铺路石上撰写清水书法，有权从城市的各个角落集中到这些公园里。在城市复杂的阶层意识中常常被污名化的下岗工人，用她们的针织小组占领了许多条公园长椅。在向路人兜售手织帽、手织包、

1　关于照片的如实记录，参阅Roland Barthes, *Camera Lucida: Reflections on Photography*, trans. Richard Howard, New York: Hill and Wang, 1981。

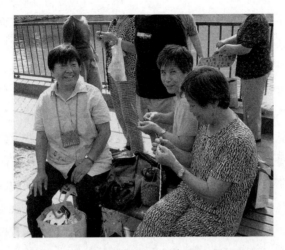

图 4 下岗工人的针织小组占据了一张湖畔长椅

手织手机袋（如图 4）时，她们自豪地宣称这是下岗工人的辛勤劳动成果。即便是没有户口的城市居民，在谈及因为没有户口而遇到的麻烦琐事时，也表示在公园里散步、跳舞、练气功是一种难得的放松。新人们穿着（租来的）精致的西式白纱，站在公园亭台的雕梁画栋前，由他们的摄影团队重新创造一个皇室幻想。当然了，每个人都自豪地展示自己的公园年票，证明他们归属于这一空间，同时也证明无论这个空间是多么属于国家，它至少部分地属于他们。

公园年票与其文明化特质

北京中心城区收费公园里的人们给我留下了一个深刻的印象，那就是许多人在出门前都精心打扮过。我在北海公园偶尔碰见过一位女士，她的穿着好似一件不经意的讽刺艺术作品：她在薄纱舞裙

之外穿了好几层亮闪闪的毛衣和围巾，佩戴了好几条珠宝首饰，还
戴着两顶帽子。她的妆容非常艳丽，她的手包也镶满珠宝。我猜想
她可能是这座城市中行走着的伤心人之一。但我也不禁将她这种迷
人的过度装扮解读为一种巧妙委婉的批评——对几乎每天早上都在
公园里唱歌跳舞的人们更加优雅的品位的讽刺。他们穿着丝质衬
衫、熨烫平整的裤子、体面而色彩明艳的运动服；这些上公园来的
人肯定是进入到公共空间了。在他们自己的街坊或小区花园里，他
们根本不会费这个心，人们可以穿着睡衣或者昨天没换的内衣裤就
出门倒垃圾、遛狗。被新老邻居或者坐在人力黄包车上游胡同的游
客看见，对他们来说完全无所谓。换言之，为了公园而打扮，并不
仅仅是为了见人而已。这一行为使得那个地点和时间成为了一种场
合，打扮，让这一空间变得文明（图5）。

　　参加群体活动的人打扮得尤其用心。我曾经夸奖一个合唱团员
衣服好看，她告诉我："我们应该盛装来参加合唱活动。这样才能

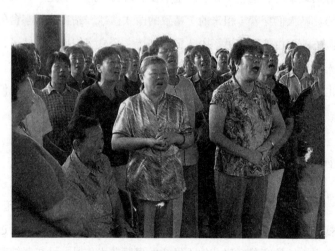

图5　合唱团员为公园里的一天而盛装打扮

体现出我们对公园和带唱老师的尊重。而且对我来说，用心打扮让参加合唱有了特殊意义，我每周有两天来这里唱歌，这是我休闲娱乐的特别时光。"有了第一次这样的谈话，此后我询问了许多唱歌跳舞的人是否为了来公园而特意梳妆打扮，所有人都给了我肯定的答案，并且表示这才是得体的做法。几乎每个人都说，他们很享受这个穿上自己最好的衣服的机会，也希望每一个人都能以最好的形象示人。

　　普通百姓如何能够通过此类日常习惯将一个城市空间"文明化"呢？人类学文献曾经讨论过现代汉语中"文明"和"素质"两词。[1] 实际上，这两个相互关联的概念在所有关于当代中国文化的问题中都不可回避。"文明"是上世纪 80 年代早期以来多次运动的核心。文明运动并非是完全同质化的——北京的文明运动是为了在 2008 年奥运会时给参赛选手和观众呈现一个良好的城市面貌，而此前的文明运动的主题则更多的是保持苦行式的社会主义自律——但是它们的共性在于试图让中国人民的生活习惯变得更加有礼貌、讲卫生、守秩序、有品位（现在叫资产阶级品位）。"素质"一词在上世纪 90 年代变得愈发重要起来，它与中国广泛强调优生的公共政策紧密联系在一起："优育""优生"指的是计划生育的国策。"被宠坏的" 90 后城市独生子女需要在学校里受到纪律的训练，从而变得更具社会责任感，更有集体意识；而家庭则需要被劝服，只生一个孩子，能将所有的资源都投入到培养

1 持续性的城市文明运动，以及政府和大众对人口素质的普遍关注，与我在本文中所探讨的文明化实践有着密切的关系。关于上述两个问题的讨论，参阅 Anagnost, *National Past-Times* 及 Terry Woronov, *Transforming the Future: "Quality" Children and the Chinese Nation*，芝加哥大学博士论文，2003，另参阅文化部社会文化司《论城市群众文化》。

一个优质（受过良好教育、有道德、见多识广、讲卫生的）公民之中。

"文明"和"素质"的概念通过种种复杂途径逐渐进入了公共话语之中。基层社区的市民志愿者希望通过垃圾清理运动、小学生下午放学后的兴趣班、更好地履行公厕保洁义务，以及最重要的——四处张贴"文明社区人人有责"的标语口号，让他们的社区变得更加文明。除了张贴标语外，其他的高尚行动很难坚持下来，但原因并不是大家对文明环境的好处缺乏共识。相比起"文明"一词，"素质"在大众想象中的传播更加有效，却也造成了很多麻烦，因为"素质"这样一个相当流动的词汇常常被人们用来谴责邻居的行为，同时让批评者自身显得道德高尚。有时候，"素质"一词的使用造成了歧视性的区别，尽管这种区别不能在字面上轻易与社会学意义上的阶级相对应。

举个例子，有一天我和两位中年女性朋友一起约着爬香山公园（她们用自己的公园年票，我买票入园）。她们是工人阶层家庭主妇，彼此是熟悉的邻居朋友。其中李女士只靠着孩子非常微薄的薪水度日。远足这一天，她穿着一件熨得整整齐齐的干净白衬衫，简单的黑色裤子，一双平底布鞋。我很喜欢那件白衬衫，就问她是哪儿买的。她说，这是23年前她自己做的。在我们下山的路上，我们偶遇了另一位同行者的姻亲，一个做小本买卖的女人。两人聊起了家里的事，逐渐落在了后头，我和李女士走在前面。她跟我低声抱怨这个新来的人"素质低"："看看她穿的衣服！还有说话那粗俗的样儿！"她说这话的本意可能只是嫉妒这个在爬山活动中横插一脚的陌生人，但她使用"素质"一词时体现的阶层意识着实让我感到有些别扭。不过我觉得有意思的是，李女士可以通过她的谴责，把一件自制白衬衫穿了许多年的自己置于"素质"更高的地位，高于这位更加富有、更有阅历的外人。[1] 很显然，在一部分人看来，出门就该有出门的样子。

"我是老北京"

在这么多北京人围绕公园所展开的实践中，时间与空间并不是生活自然、同质地展开于其间的抽象维度；相反，时间与空间是被人们精心打造并生活着的异质多样。坚定的行动主义的目标是创造优质生活，而实现这一目标的手段，则是在时空层面坚定地占据城市并改善其日常生活。我们不能够将这种人海填充（peopling）与文明化的活动视作必然的结果。除非有人真的做了，否则它就不会被完成。举例来说，许多集体活动（但不是全部）是由社区居委会里的志愿活动者组织的。我和合作者曾与一位退休会计交谈，她说她一周要花六个晚上在社区迪斯科舞蹈队做领舞。在她看来，这一活动既是她自己的锻炼健身，也是一种公共服务，还是一种牺牲，因为她常常因此而错过自己喜欢的晚间档电视剧。一些领着退休金的人每月在社区居委会工作，因此得到一小笔补贴；他们将自己的社区行动主义视作年轻时集体主义价值的延续。在他们看来，组织绘画课、图章篆刻课，与"非典"时期的疫情排查工作是一回事。

这一代逐渐退休的人，并不只是具有政治意识而已，他们也在政治上活跃。在他们眼里，国家责任一直延伸到个体层面，因为他

1　类似地，在与公园合唱团成员的对话中，偶尔也能感受到排他主义的阶层意识。有些退休的人告诉我，所有合唱团员都是退休职工，没有下岗工人（尽管这个说法并不属实）。还有一位下岗工人表示，因为其他合唱爱好者不太待见她，她感到十分焦虑。

们极少把制度视作理所当然的事物。就像 20 世纪五六十年代放学后在北海公园里划船的孩童一样，他们仍然在问："谁给我们安排下幸福生活？"也许这就是为什么——许许多多北京人都这么告诉我——你必须要坚持参加锻炼，坚持你的爱好和消遣。如果城市的时间和空间没有市民们日常的塑造与重塑，那么城市将会变成什么样子？人们告诉我，在公共场合，在北京，健康的老年生活就是对国家的贡献。他们说，街道里、公园中出现耄耋老人的身影，一是给人印象良好，二是展现出市民群体良好的健康状况。普通大众自 20 世纪 70 年代起就非常在意北京通过新闻报道和旅游业所呈现的全球形象，上述观点不仅代表了这一群体的声音，也体现了对现代首都及中华帝国的过去之彻底民族主义的认同。更进一步地说，这个声音还属于摒弃了危机以及"继续革命"的话语，转而选择通过自己能够控制的行动来延年增寿的人们。如果这是一种去政治化，它也深刻内在于现代中国的政治史。

在我和搭档收集最基本的人口统计学信息时，每当人们被问及在北京居住了多久，许多人都会回答："我是老北京。"一方面，这种说法只是一种简约的表达，它应该被准确地转译为"我是老北京（人口中的一员）"。但是这句话还有很多种简便表达，例如"我属于老北京"，"我是老北京的"。结合语境，"我是老北京"这句话显然还与北京这个地点产生了强烈的认同，也强调了对一段历史的拥有。这句话总是被人们带着自豪说出来，他们所宣称的身份当然也是政治的。宣称自己属于一个在这座城市拥有房产、世代居住于此的群体，就是在显示一种优越性：农民工、几十年前伴随着新政府成立而北迁的南方人，还有来自落后地区的游客——这些人都被排除在外。因此，自认为是"老北京"的人总是迅速而骄傲地说出这一身份，这种现象也就丝毫不奇怪了。

　　但是，更让我感兴趣的是，人们如何带着这种与首都的认同生活，包括那些与这座城市并无太深家庭关系的人。郑连杰在天安门广场上举着他的家庭合照，以此显示某种时间上的归属。拍婚纱照的新人与郑连杰的姿态并无二致，只不过多了一丝商业气息。他们在修葺一新的旧宫殿前记录下成立家庭的开始，婚纱照摄影师为他们重现皇家的显赫气派。这样的摄影表演不仅唤起了过去，也唤起了未来：摆在郑连杰年幼的儿子面前的是数代人的个人连同国家的过去，新家庭的未来被嵌入一个帝国却现代（但并非革命）的遗迹中。但是，由公园年票所提供的、被政府所允许的公共空间的用途，要比这些摄影表演来得更加转瞬即逝；它们没有被记录下来，也不会得到任何评论，除非记者或人类学家邀请参与者来解释一二。那些用养生实践填满了公园空间的人们，包括精心打扮的合唱团员、积极的清水书法爱好者、慢跑者、舞蹈者、爱鸟者们，是否拥有塑造未来的权力？他们占有这一空间并用自己的生命对其进行美化的努力，是否能够以某种方式得以延续？普通的城市居民是否认为自己能够塑造一个新的北京？他们是否超越乃至违背了国家和市政府所宣传的城市想象？

　　上面这些问题的答案通常是否定的。我们知道，彻底改变了旧城区居民生活的城市规划方案，从来不曾征询过他们的意见。但是，北京人用他们的自我修养、历史感、集体与个人的养生方法填满了公园，其中的规律性与热情体现出了创意、希望与赋权。从某种意义上来说，他们用一种自产（homegrown）的使用价值来对抗国家追求经济发展的市场倾向。但最重要的是，他们希望让人知道，这座城市由文明的人民所构成，即便"人民"一词仍然来自革命的年代。北京人每天清晨涌进公园，午餐时分各自回家，有时晚上又回来跳舞；他们自视为能够配得上民族遗产，能够与民族遗产共同度过养生的晚年，能够塑造民族遗产，同时提升旅游业形象的主体。凡此所有，皆为政治；凡此所有，皆浓缩于公园年票之中。

杨颖兮　译

第八章 《超越"固有的身体"》导言

冯珠娣　玛格丽特·洛克

20世纪末，身体已成为人文科学近乎常规的题目。从人类学到文学研究、从历史学到政治科学，学者拓展了经典社会科学对心智或身体、意义或行为、个体身体或社会身体的关注，开创了**"活着的身体"**（lived body）这一新的复合研究领域。"活着的身体"源于空间、时间和物质的因缘际会，整合了实践、话语、图像、制度安排、具体场所和项目。相关经验研究大量涌现，让人着迷，丰富着可感知的身体类型，也拓宽了学术视野中的人类能力。[1]

对"活着的身体"的探讨并非史无前例。长久以来，现象学哲学讨论**"体现"**（embodiment），强调过程与情境偶然，认为人类与其所处的**复杂影响领域**（complex fields of influence）中普遍的人类肉体性不可分割。[2]学者重读了活力论和实用主义等相关哲学传统中的关键文献，探求身心二元之外的物质生活。[3]这些智识运动拒绝现代主义的倾向，不把主体性和经验从物质的身体和世界中切割

1　经常被引的案例包括Stallybrass and White 1986; Comaroff 1985; Lqueur 1990; Bynum 1987; Martin 1987; Foucault 1977。

2　参见Csordas 1994对embodiment概念的讨论。

3　Massumi 2002.

出来作为人文社科的理想关注点。

即便如此，绝大多数社会科学一直把身体当成自然化的、本质上被动的社会原子或构件。身体给 19 和 20 世纪生物医学专家提供了社会思想，但他们无视身体的复杂物质性，简单视之为一个自然容器。文化占据却不能改变身体（参见本书第一部分），经典的个体—社会关系依旧是绝大多数社会科学的分析工具，它以"**固有的**"身体（"proper" body）为个体性的单位。身体由皮肤划定了边界，承载着权利，与他人交流，是汇集经验的生物机械实体。身体支持个体，而社会是个体的集合，在其中，常识给个别的身体赋予了基本需求和固定性征。根据自然法则，身体是公民行动和选择等职责的唯一可能基础，也是长久以来人文学科眼中声音、图像、和行动等原初意识的场所。[1] 尽管身体是个复杂且充满矛盾的混合体，当代很多行为领域的常规知识和标准操作程序却还在持续强化着身体的自然性和规范性。

近年来，受性别、族群和后现代流行文化中权利运动的引导，人文科学的研究已抛弃了常识性的身体，转而探索和感知动态、多元的人类肉体的多重经验，超出了**单数"身体"**（the body）的内涵。但是，新研究关注的知识对象很难被界定出来，因为从中生发出来的身体是活着的，需要多学科的视角和诠释方式。如果身体与生活在历史情境中产生，与文化、话语、政治过程深刻相关，它就不能被概括为单一的叙述。这里没有明确的共识，也没有人类肉身本性的简单基础。但有一点是明确的：身体不再和心智明确对立。即便身体和心智的清楚区分在过去曾经是可能的（细读学术

---

1 资产阶级个体的矛盾和历史偶然性已经被 Lukes 1979; Mauss 在 Carrithers 等选编文集中的文章和 MacPherson 1962, Lowe 1982 等批判。

记录表明，也并非如此）[1]，今天的单数 "身体" 意味着什么，取决于历史诸因素并为各种话语浸透，还在实践中全然地意识到自身（thoroughly mindful in its practice）。[2] 身体不是自然的实体，自我（包含且由内部器官的机械运作来组织）也不是意志和人格的场所；不是衣食住行需要的来源。至少，它不单独或彻底地是这些中的任何一个。理论上，身体不能简单由我们自己的历史定位，或自我经验的有限空间来陈述或假定。视身体为人类学、人文学科、社会学和历史学研究的主题，就是要问人类生活是什么，如何被建构、想象和感知。简单地说，如何被生活着。

本书介绍了代表这些变化的主要作品，包括 47 篇论文和著作节选，涵盖了社会理论、历史和民族志经典作品，以及近期对多样历史和文化中 "活着的身体" 的探索。它们各自挑战了以欧美中心的现代生活中长期未被反思的境况。在这篇导言和全书九大部分的引语中，我们指出这些关于身体的人文社科取向如何潜在地拓宽了人类经验。马克思唯物论强调生活的实践行为，对应着特伦斯·特纳（Terence Turner）的 "社会皮肤" 对身体象征的结构主义解读。莫里斯·梅洛-庞蒂（Maurice Merleau-Ponty）关于 "经由身体活过世界" 的哲学洞见超越常规知识的还原论建构，暗含了栗山茂久（Shigehisa Kuriyama）对希腊和中国脉诊的感官比较史研究。努尔牧民的身体实践可与英国现代早期的工人相比较，而关注呼吸和味道更把中国人的身体当成一个过程。总体而言，这些文章讨论了行走、呼吸、艺术创造、性前戏、忏悔幻想、着装、疗愈、阅读、自我展现与被展现中的身体。它们相互对话，创造性地回应着人文

---

1 这个观点与布鲁诺·拉图尔（Bruno Latour）在《我们从未现代过》（*We Have Never Been Modern*）中对 "现代建制" 的批判相呼应。

2 Lock and Sheper-Hughes 1987.

科学的潮流，走出个体主义、实证主义和功利主义对身体的各种
预设。

　　这些探索挑战了关于人类本性的多个经典假设。比如，冯珠娣
分析了改革开放后中国的身体，阐明即便是对性和食物的普遍需求
也不过是一种理论假定，它们是身体欲望的偶然和不可预期的呈现
形式。[1] 社会科学传统的恒定物，包括疾病的恒常症状[2]、理性的自
我利益、经济利益对动机的优先规范等[3]，都不可再被假定为思考原
点，需要重新作为问题加以解释。人类学等人文科学挑战了社会学
和生物学观点的普适性，地方性身体述说着人类物质存在的多元历
史和地理分布。在人类学对科学的研究中，这些观点颇具影响力：
唐娜·哈拉维（Donna Haraway）的"赛博"概念已被广为采用；
它指出我们各自生活中熟悉的地方性身体如何为人所知，却跨越了
语言对机器和人、客体与主体的区分。[4] 在科幻小说中，这个机器
和人、血肉和信息的混合体是欲望和自我展现的生物，它将在新千
年走出科幻，最终代表着人的常规身体。玛格丽特·洛克（Magaret
Lock）分析了北美和日本的中年生活，提出"地方生物学"（local
biologies）的概念，对医学人类学产生了强有力影响。她和其他学
者探讨了物质实践的整个领域，包括饮食、衰老、医学的程序、日
常的努力、关注的模式、主体性的形式等如何产生了偶然的身体。
"赛博"和"地方生物学"都不纯粹是精神或身体的。它们随着历
史变化，是多元的物质形式，拒绝着所有的生物还原主义，为多元
身体之间的联结提供了基础，又无须借助对普世身体和人类本性的

1　Faquhar 2002.
2　Lock 1993.
3　Stallybrass and White 1986.
4　Haraway 1985.

常识假设。

以科学为研究对象是相对晚近的领域。它在贴近当代生活核心的高科技实践中，发掘文化的意涵，关注多元的身体。新技术，如辅助生殖和器官移植技术，生产着新型的"固有"身体。其中，强势的分子基因学技术深刻影响着生物医学和流行文化对自身的感觉。[1]基因筛查和检测的一个后果是，个体基因表型最终会转变为未来疾病和健康的征兆，每个人都有可能是未显病征的新型人群，嘀嗒响的定时炸弹定制了他们"活着的身体"。本书第九部分的文章证实，在被编码和绘制的身体上，基因学的广泛使用已为自己找到希望和宿命，激发着各种医学和大众的诠释。被基因学编码和解码的身体是本书诸多案例之一，这里的身体被理解为既是结构的，也是时间的，既客观存在，也是社会和历史进程中的某一时刻，因而是多样的。

20 世纪人文科学中的身体类型

细读 20 世纪中叶之前的人文社科文献，我们发现当时的学者不加思考地接受了"固有的身体"，缺少对"活着的身体"的讨论。[2]有物质边界的身体常被排除、闲置，因而自然地被归入生物科学。如本书中弗里德里奇·恩格斯（Friedrich Engels）的选文所示，受查尔斯·达尔文（Charles Darwin）影响的社会思想家对人类解剖学的发展所暗示的实际需求感兴趣。19 世纪生物学充满着

1　Keller 1992; Konrad 2005; Nelkin and Lindee 1995.

2　就社会身体的生产，参见 Lock 1993 的综述文章和其中的广泛文献。也参见 Turner 1984; Polhemus 1978; Blacking 1977。

对行动中的"固有身体"的描述，例如达尔文研究情绪表达，凯撒·隆布罗素（Cesare Lombroso）研究犯罪类型。这些代表着当时对身体变化的自然科学理解，也显示了逐渐强势的生物医学中普遍化、常规化的霸权世界观，[1] 其最为极端的形式是 20 世纪的优生学实践。[2] 优生学联合社会科学与生物医学，把对种族、智力和美的规范观点偷运进政策、医疗实践以及生物医学所谓的消费欲求中。

与 19 世纪和 20 世纪生物学化的项目相反，本书第一部分的选文，"浮现的炮声"，阐明身体根本是社会的。这些文献已成为人类学经典。它们从社会科学的涂尔干传统中汲取灵感，强调社会现象不可被化约为个体追求。身体被理解为"人最初和最终的自然工具"，是给心智提供不可思议又无法抵抗的事物和关系的肉体模板，也是无数象征和形而上学类比的源头。[3] 玛丽·道格拉斯（Mary Douglas）的著作广为人知，展示了世俗生活和神圣事件如何使用身体类比来创造社会秩序，与自然相对。[4] 如罗伯特·赫兹（Robert Hertz）、葛兰言（Marcel Granet）以及维克多·特纳（Victor Turner）的选文所示，每个社会都在使用身体—社会的类比，使之成为强化道德秩序的构件。埃米尔·涂尔干（Emile Durkheim）、马歇尔·莫斯（Marcel Mauss）及其人类学追随者关注积极的、有意向的和赋予文化生活形式以意义的身体，开启了自然个体之建构的社会学分析。

大量文献分析了隐喻性使用自然符号来生产和再生产社会秩序

1　Darwin 1899; Lombroso and Ferrero 2004 (1893); 也参见 Gould 1981; Gilman (1985, 1988); Poovey 1995 的文化历史。

2　Proctor 1988.

3　Mauss 1973(1934): 75.

4　Douglas 1966, 1970.

的过程，得出了遍及物理地形学、室内建筑、社会安排、仪态、人体部位、性行为等的同源关系。乍一看，这些文化同源似乎强调了整体性、包容和统一体，但细致阅读则会发现它们揭示等级、差异、排外等常被自然化为唯一公正和恰当行使日常生活的方式。比如，特伦斯·特纳展示了如何通过训诫处理体液，以及恰当使用发型、饰物、化妆、服饰等，将社会范畴直观地铭刻在身体之上及之内。皮埃尔·布迪厄（Pierre Bourdieu）对北非卡比尔人房屋的分析被广泛引用，证实了性别分化和不对称关系渗透到日常生活的每一个层面。维克多·特纳对仪式治疗中"社会剧场"与身体的关联分析已成为理解长期的地方冲突的最好人类学案例。[1]但是，象征和结构主义人类学倾向于认为，日常生活的具体文化形式调节并影响着恒常不变甚至抽象的身体。尽管关注日常实践，学者却未纳入多元、可变的"活着的身体"。他们从适于思考的物质身体和作为象征语言源泉的身体，直接跳到对社会和道德秩序的探讨。在这一点上，莫斯和维克多·特纳是个例外。他们以心理学视野下的个体作为身体和社会的媒介，打开了一道通往经验内部视界的门户。但他们也假定了一个多少有点民族中心的"心智"，或设定了身体承载需求和动机的模式。

与涂尔干传统的追随者和信奉社会世界和道德秩序的学者相反，源于战后法国的现象学运动力求克服身心、主客二元。梅洛-庞蒂的研究是其典范（参见本书的《感知现象学》选段）。其他受大陆哲学影响的学者坚持着唯物主义传统，也与20世纪马克思和政治经济学家的争议区分开来。[2]加布里埃尔·马歇尔（Gabriel

---

1 Turner 1957.
2 比如，参见 Gil 1998。

Marcel）在《存在之谜》中认为，身体，"我的身体"，总是即时
地存在于经验中。[1] 拥有一个身体意味着人是具身的，意识只能
经由身体经验存在。身体从来不仅是一个物理客体，更是意识的
体现，从中生发出意向、意义和实践。现象学取向把存在置于当
下，人能意识到当下，却常视之为理所当然。[2] 因此，现象学传统
的"体现"部分地逃离了象征和话语，与涂尔干传统的学者截然
相对。这一"体现"视角从主体出发，视身体为普世的又是个体
的，因而缺乏历史深度和社会学内容。在这个意义上，历史学和民
族志对现象学的求助既是一个诠释契机，也构成了人文科学的一个
局限。

上世纪 70 年代早期，布迪厄从现象学中汲取了部分灵感，来
平衡他眼中被法国结构主义错置的客观性，尤其是克劳德·列维-
斯特劳斯（Claude Levi-Strauss）对知情的、固化的、有序的社会
制度在心智上表征的模型化处理。[3] 布迪厄证实了实践活动、物质
客体、日常生活不能被简单理解为思维结构的反映或表达。他改
进了莫斯的惯习/habitus 概念，关注相对没有明确表达的身体实
践，探讨在社会进程中展开的日常生活，因此走出了现象学。与
米歇尔·德赛多（Michel de Certeau）和罗伯特·艾利亚斯（Robert
Elias）一起，布迪厄对社会科学家的影响无处不在，他们共同展
示了"体现"是社会的，[4] 布迪厄坚持把实践作为时间性和动态的范
畴，并以此作为他的社会学分析的基础，为身体人类学提供了持续

1　Marcel 1997.
2　但是，请参见德里达对存在可能性的批判（Derrida 1976）。
3　Levi-Strauss 1969a, 1969b.
4　Certeau 1984; Elias 1982..

的灵感来源[1]。他走出身心二元对立，不再将生物学和解剖学与象征主义与文化形式区隔开来，而是跨进实践的经验领域，为社会生活研究开辟了一个新领域。对实践人类学而言，最细小的姿势和最想当然的情境都充满着丰富的历史和文化意味。

人类学一直从相邻学科（尤其是社会学和历史学）汲取灵感。当代社会文化人类学深深受惠于女性主义、文学和媒介研究。身体人类学最为重要的启示或许来自米歇尔·福柯（Michel Foucault）的作品，尤其他对疯癫、医药和监狱的历史研究。[2] 福柯探讨了制度、建筑空间和十八九世纪欧洲社区中人们谈论和处置身体的具体方式，为现代个体的产生提供了肉身和物质的维度。他认为常识意义的身体（如上述）并非仅仅抛弃中世纪枷锁，在数世纪黑暗后学会表达基本的自主和原创就出现。将个体作为物质身体与"灵魂"的自然连接，这一现代意义上的认识成为主导是相当晚近的事情，它经由医学和人口管理制度的实践和文字才逐渐形成。福柯并非**通过对话语的读解**来获取潜在意义、可确认的原因或被表达的本质，相反，他分析医学和福利话语，从档案表面明确探知社会生活如何改变样貌。他解读鲜为人知的历史文献，展示了主体和客体话语实践的改变是身体生命改变的深刻结果。福柯抛弃了早期唯物主义历史学（如年鉴学派）强调的客观结构对话语的优先权，也避开了唯心论者的心智史教条和争论，为人文科学创造了一种后笛卡尔的历史研究领域，不再坚称身心二元。这正是当前人类学身体研究努力寻求的分析层面，在其中，日常生活充满了想当然的常规记录和惯例，而规训性的礼仪也在静默地维持着（因历史的偶然情境）规范

1　Comaroff 1985; Weiss 1996; B. Turner 1984; Csordas 1994; Farquhar 2002; Wacquant 2004.

2　Foucault 1965, 1973, 1977.

（见本书第二、第四、第七和第九部分）。立足福柯，当代研究走
出了"固有的身体"。请未熟悉福柯作品的读者单独去了解他。

　　文化历史学也深受福柯影响，其方法论反思引出了解读档案的
新方式，为历史分析打开了一个鲜活的过去，文化人类学和文化历
史学的交流因此颇有成效。本书收集的历史论文敏锐分析了现存文
字和图像资料中的身体［如卡洛琳·沃克·拜纳姆（Caroline Walker
Bynm），格里高利·普夫卢格费尔德（Gregory Pflugfelder），彼
得·斯塔利布拉斯（Peter Stallybrass）和阿隆·怀特（Allon White），
芭芭拉·杜德（Barbara Duden），栗山茂久等］。学者从表达识字和
有权阶层的声音与境况的档案中发现了差异的历史（女性主义的
历史、性史和被压迫者的历史）。性别历史学家琼·司各特（Joan
Scott）多次讨论了经验／体验的概念，探讨新文化史学中历史图
像学研究遭遇的挑战。[1] 学者走出常规历史，转向文献中相对失声
的、被阻隔的世界（如女性、工人和殖民地），视体验为一个文化
概念。然而，许多历史学家天真地使用体验一词，视之为经验主义
历史学的基础，认为体验累积着自然化的历史行动者的证据，且在
无差错事实的档案中逐渐增长。社会和语言理论家从体验和叙述记
录中阐明了体验的权威性，司各特细致陈述了这些观点，认为主体
性自始至终都由社会实践建构着："体验已同时是诠释和需要被诠
释的事物。"她把体验概念从哲学沉思转入历史学研究，彰显女性
主义对社会理论和人文科学研究的贡献。值得指出的是，身体在世
界各地都被性别化了，家庭、社区、社会都充斥着根源于身体的不
平等。女性主义者因此可能是 20 世纪有关身体的政治人类学研究

1　比如，参见 Scott 1991。

最强有力的推动者。[1]

　　司各特对经验／体验问题的修正给人文科学带来重要方法论意义。如果不能在身体经验中发现不变的自然因子，那就探索物质生活的多种模式代表的可变知识领域。现象学取向的主要限制是把显见的经验主义的身体和单纯的身体内部经验作为研究起点，而人类学、历史学和人文学科的比较研究可从多种话语、日常经验、技术和关系网络中解读身体。公共生活中的多元身体同时是社会的、政治的、主体的、客观的、弥散的、叙述的和物质的，其具体形式取决于文化和历史。这给学术研究和具体日常生活政治带来诸多挑战。如哈拉维一直坚持的，如果以一种扩大的客观性来寻求自己在世界中的同志，那么所有充满希望的结盟都是可能的。[2]

　　医学人类学[3]、女性主义和政治民族志[4]已转向身体及其生活世界，生发了许多重要的经验研究，增加了我们对人类可能性的感知。"感觉人类学"的出现挑战了观念主义（如象征人类学）的偏见，[5]对"文本物质性"的文学批评和对阅读的具身实践的探讨补充了阅读的经典人文主义形式，[6]"疾病叙事"研究从哲学和文学批评中激活了叙述的力量，[7]文学研究不再把沉默的身体和可清晰表达的意识截然分开，历史人类学家在政治和身体规训政体[8]之间建立了

1　Boston Women's Health Book Collective 1976; Hooks 1981; Irigaray 1985; Kristeva 1982; Rich 1979.
2　Haraway 1991.
3　Good 1995; Csordas 1993.
4　Feldman 1991; Seremetakis 1999; Pandolfi in this volume; Scarry 1985.
5　Clasen 1993; Howes 1991; Stoller 1989.
6　Miller inthis volume; Boyarin 1993; de Man 1986; Derrida 1996.
7　Kleinman 1988; Mattingly and Garro, eds. 2000; 也参见 Good 1994。
8　Comaroff 1985; Stoler 1995.

重要联结（见本书第五部分），流行文化研究则强调身体实践对性别和经济的特有不平等的偶然依赖。[1]历史学家卓有成效地证实了20世纪欧美人的身体（范围广泛，有多个版本）远非自然（特别参见本书第三部分），比如，现代读者因此会对中世纪和现代早期一些身体实践和想象感到惊讶，甚至拒斥它们。[2]那个分离的、结构化的、代表欧洲现代性个体神话的"固有身体"正在消失，取而代之的是一个不确定的场所，其中充满自然—文化过程中不可被最终界定的可能性和不可能性。身体不仅不是单数的，也并非固有。

"活着的身体"的物质论观点（materialism）

把身体"体现"的人类学与经典文化人类学区分开来的，是前者对文化形式的物质主义研究取向和方法的承诺。这里的物质主义与其他文化人类学家所说的大有不同，后者从否定的角度使用这个词，用以对抗倾向自然科学方法和实证主义的社会科学。人类学及其各大分支之间的深刻分歧也常被表述为唯物论和唯心论的争论。可能只有马克思主义者能跨越这分歧而有所成就，但马克思主义人类学家很少讨论经济范围之外的其他物质性形式。

一些医学人类学家也从否定的角度使用物质主义一词，表达对把人类苦难还原为生物结构—解剖变化的不适。他们与医务工作者一起，指责医学唯物论忽视了病人的经验，甚至人性（特别地，"照护伦理"的人文主义倾向已在护理学中有所发展，成为一个确

1　Hebdige 1979; de Lauretis 1987.

2　Bakhtin 1968; Bynum 1989; Stallybrass and White 1986; Strathern 1992.

认非二元身体的有意思场所）。但是这些取向依然保有笛卡尔主义对人类主体经验和客观事物的区分，认为人类的理想模型（精神现象）已被粗暴地还原为身体结构的简单物质层面或者说机械的身体。我们认为，这样的批评建构于现代主义的人文主义之上，失于传达多元身体，甚至或未能体现生物医学实践的复杂性。

象征人类学家也维持着与物质主义相关的笛卡尔主义。他们解码具体事项，在仪式和文化文本分析中寻求深层抽象，倾向于消解物质世界。可观察的、物质的能指仅被用来指代抽象、理想的所指。如雅克·德里达（Jacques Derrida）所示，这是另一种理想—物质的二元对立，过分注重符号学二元中的理想一面。[1] 尽管象征人类学著作充满令人着迷的事物，如美洲虎、木制圣象和红白身体绘画，其分析却最终导向社会结构、宇宙观或无意识等抽象事物。它们停留在自然—社会二元中的文化层面，强调自然的文化建构性，却不能在还原论之外思考具体存在和肉身生命。

我们相信，人文科学对身体的新近研究已在人类学中推进了一种新的物质主义。在清除笛卡尔意义上的身体—心灵、物质—精神的二元对立后，我们有可能趋近实践层面上"活着的身体"的实际形式。民族志和历史研究不仅将文化相对化，更审读并勾画了具体的物质—文化形式。它始于去自然化的或"社会建构论者"的批判，开辟了一个同时具备客观和主观、肉体与意识、可观察的和可明晰的想象力领域。它邀请学者在现实经验和物质形式上感知身体的生命，清晰理解社会多元性，敏锐调整行动，以适应人之存在的变化深度。以身体为研究主题即是探讨世界整体的文化、自然和历史的变化形式。

---

1 Derrida 1976.

人类学和地理学对空间和地方的研究整合了环境意识，分析了在身体之上或其内建成的世界中已形成或正在形成的结构化力量。[1]医学人类学基于丰富田野资料，触及病人及其照看者混乱且真实的具体生活，批判了医学和社会学的逻辑，强调理解具身行为。[2]研究生物医学和医疗体系的社会学家有效地展示了医学关注的客体如微生物、器官、疾病等，有其自身的谱系及其**相连的权力阵列**（a linked array of powers），并回馈于现实。[3]关注文本的物质性、流通过程和具身感知的文学批评研究，已从解释学对最终或隐藏意义的追求转身，开启了对阅读的和探索和思辨的技术。[4]科学研究的行动者网络理论（actor network theory）认为网络由人和非人的行动元（actant）组成，有助于人文科学探索具体物质的身体、文本和物之间的连接。[5]这些研究寻求一种新的唯物论，既非还原论或经济论的，也不屏蔽传统人文主义对意义、主体性和伦理的关注。

关于"体现"的物质主义人类学研究不是重新发明人类学，而是寻求对以前被遮蔽的生活领域的更宽广兴趣。它无意于替换政治经济学或生物人类学，或驱除人类学对意识或意义的探讨。它描述的社会建构形式和经验都是真实的，我们预测，读者甚至会在那些远离身体生活的时空中发现身体。即便这种对"体现"的研究最终被证明是普通的，它也不能被视为普世的。在这里展示它们，我们希望拓展人类想象自我的方式。

"体现"的人类学研究给欲望和微生物、意义和想当然的惯习、

1 Lefebvre 1991; Bachelard 1964; Low and Lawrence-Zuniga 2003.
2 Kauffman 2005; Lock 2002.
3 Latour 1979(1986) and 本书选文；Hacking的本书选文；Mol 2002。
4 比如，参见Liu 1995; Barker 1984。
5 Latour 1988; Callon 1986; and Law and Hassard 1999; 也参见本书中的C. Thompson。

地方生物学和跨国瘟疫等留出空间，既满足当代学术和实际生活需要，也与之相关。这方面敏锐且颇具理论效力的研究已开始出现，且为数不少，等待我们带着野心去批判性地重读它们。它们既不抛弃以前基于性别、族群和阶层的身体区分，也不消除身体的物质性，还增加了既有文献的微妙之处，挑战了很多已被接受的观念（比如，身体和心智长久以来被赋予的尊贵地位）。

超越"固有的身体"的途径

一直以来，本书两位编者在医学人类学的民族志和批判研究中阅读和创造着关于身体"体现"的人类学。

冯珠娣的第一部主要著作探讨中医实践的逻辑。上世纪 80 年代，她在广州一所"传统的"医学院展开田野工作和文献研究，逐渐认可中医中存在一个与现代生物医学假定的不一样的身体。[1] 在既古老又（不断）重构的传统医学理论中，在饭局上和病人主诉里，关于（身体）体现的话语（尤其在讲汉语时）都能被轻易把握和认同，而无须参考解剖结构或可被科学验证的物质。对这样的身体而言，气、风、味的话语相比肌肉、肠道和药物有效成分更为显明。之后，冯珠娣从医药世界转向流行文化，探索北京市民的日常生活，持续寻找随世界而变的**"过程中的身体"**（a processual body）。[2] 即便大都市的健康教育已推动了全球认可的医学信息，人们依然采取"活着的物质性"的生活方式，这与北美普遍认可的生

1　Farquhar 1994.

2　Farquhar 2002.

活方式有深刻差异。在当代中国，东亚文明长期、持续的历史不断改变着形貌，各种出版物和广播材料也提供了身体"体现"的资料，挑战着全球常识和都市医学信息。这些资料以独特方式在当代北京人的经验中流转。冯珠娣当下的研究遵循传统和全球的"体现"路径来研究北京街坊中的养生，探求多种模式中身体的历史性。养生人群的具身经验，包括剧烈变化的革命、改革、全球化及对经典舞蹈、武术、书法和医药的实践性改良，都有益于编织多重历史和话语脉络下的生活。冯珠娣实践的人类学始于身体的日常生活，导向可能除了资产阶级常识中的"固有身体"之外的任何地方。基于二十多年的中国研究经验和对美国学术研究的长期经验反思，冯珠娣不再相信"固有的身体"存在于任何地方。

玛格丽特·洛克的医学人类学与冯珠娣相似。她最初是一位基础科学家，曾在日本做医学人类学博士论文田野调查。20世纪70年代，京都诊所依然实践亚洲医学，洛克在里面收集民族志资料时，很震惊地发现医务人员和病人在交流中既自由地使用气（ki）和被阻塞的能量流等概念，也使用生物医学概念。这些医务人员多数是医生，与病人一样，也使用西医服务。[1] 他们谈论不止一种身体，却未遭遇任何概念冲突。日本与世界大多数地方一样，医学思想和实践的多样性从古到今都很常见。[2] 后来，洛克比较了北美和日本的停经现象，认为两地妇女报告的症状差异可通过历史和文化过程来理解，关键是对身体"体现"而言，生物和文化彼此独立又相互合作，且未被本质化，各自在时间和空间中变化。[3] 近年来，洛克研究死亡，尤其是为从活着的／死亡的实体上获取可移植器官

1　Lock 1980.
2　Nicher and Lock 2002. Scheid 2002.
3　Lock 1993.

而由法律界定的脑死亡条件。比较北美和日本，洛克彰显了当前北美主流思想中有关器官移植中未经审查的假定。[1]洛克在当下关于分子基因学和复杂疾病的研究中，阿尔兹海默症是她主要（也难以捉摸的）研究对象。与大量社会科学家一起，她观察到基因组学虽然逐步终结了生物医学，尤其是基因学的简单决定论，却抵制着任何消除"固有身体"之中心地位的批判性观点。如很多社会科学家阐明的那样，我们已经进入了一个无法否认生物多变性的时代，更应该严肃地对待"活着的身体"的无限变化。

我们宣称让我们得以批判、整合、衡量身体研究文献的另一个特征：与读者一样，我们也是具身的。这一自明之理凸显了在人类学中强调"体现"的价值："体现"有可能整合读者和作者、人类学家和报道人、医生和病人、教师和学生。它不区分东方主义者的东西方或南北发展的差异。在"体现"的层面上，我们都是"原始人"，是全球时代人类学的优秀报道人。肉体的共性不能被假定，却经常被忽视。对互动双方而言，一方的身体存在被遮蔽的程度，往往与另一方的不适和丧失尊严相连。医生藏在白大褂下检查未穿衣服的病人；作者成为远方的权威，而读者质疑自己的词句理解能力；人类学家有移动的自由，在"欠发达"的环境中消除自己的身体，却威胁着研究对象的健康和生活方式。但是，人始终不能"非具身地"凝视别人的身体。看到或读到别人的痛苦，我们会感同身受，也经历不适；读到性或食物，我们也可能经历欲望或反感。

因此，我们期待身体"体现"人类学研究能"两面有效"，既挑战特权及其理想形式，也给身体存在赋予尊严，规划出一种新物质主义人类学。人类学转向身体研究不仅是简单增加一个研究

1　Lock 2002.

话题，或为日渐积累的人性知识新增一个注脚。超越"固有的身体"，人类学将打开一个社会存在的新层面，提供笛卡尔二元分化下的社会科学无法探索的广阔领域。这一领域既非文化思维，亦非生物身体，而是浸润着话语、图像、感觉、欲望和力量的鲜活肉体。

张文义　译

第九章　道路尽头之处

——一个阴阳地理学

冯珠娣　赖立里　马歇尔·克雷默

斯科特在《逃避统治的艺术》一书中有这样一个著名的论断：国家很难上山。与布罗代尔[1]相呼应，斯科特认为农业国家"上山"的努力由于崎岖地形和较远距离的"阻碍"为他们向偏远村镇提供粮食供给的能力设置了"相对顽固的限定"[2]；这样的政治学认识，是以农业生产以及国家（在边远地区）的在场为前提，国家可以进山，但其"有形的、强制性的在场却是散在、甚至消散的"[3]。于是，斯科特对"不可企及的山地堡垒"大加发挥，认为它们是那些想要"与国家保持距离"的人们"可靠的避难所"[4]。

这并非斯科特随手得来的观察，而是与他一直以来的研究计划不可分割。斯科特对于被他称为赞米亚的东南亚高地社会有长期关注，他的精彩著作一以贯之地寻找并理解那些存留于中国、缅

1　布罗代尔曾说"文明不能上山"，见《菲利普二世时代的地中海和地中海世界》，唐家龙、吴模信等译，商务印书馆，1996年版。——译者注

2　参见Scott 2009，第42—43页，译者自译。——译者注

3　同上，第62—63页，译者自译。——译者注

4　同上。——译者注

甸、老挝、越南、泰国等国家松散自由生存的地理空间。当然，这
几个国家自身有着相当不同的国家形式，由此也就有着不同地区之
间相当不同的不那么受国家识别及控制影响的问题。我们在本文
讨论的也是一个位于中国边境、可被称为赞米亚的地区。这里我
们想讨论的问题不仅是国家如何"看"，还有国家能看到什么（斯
科特《国家的视角》）。如果说现代民族国家的任务之一是生产并
管理寻常百姓，这些寻常百姓有着共有的自然—文化，大家都认可
并拥有同一个世界，那么对于非常的人事物，能留有怎样的空间？
（Law 2015）

这些问题来自我们长期以来对于知识人类学的兴趣。"地方知
识"和"本土知识"——与斯科特的观点相一致——是人类学对科
学普世主义以及以霸权形式支配着的所见即所知之知识形式的顽强
抵制。人类学家已经开始看到，不仅现实是多重的，多重现实间有
着顽固的自然—文化差异，同时各现实又部分联结着（de la Cadena
2015; Strathern 2004）。我们在这里要讨论的是"国家"其实一直都
在上山；但同时在国家的视角之下什么是可见与可知，历史上一直
飘忽不定。

本文追溯当地所经历政府管理的起伏，时间上关涉国家社会
主义强盛时期，空间上关注被认为"野生"或无政府状态的地区，
行文上将"寻常"与"不寻常"（野生、猎奇、不为人知的边界和
边缘地区）作为贯穿始终的问题。我们将读者带到这样一个地方：
碧江（位于中国云南怒江州）。它对一些人是"难忘的美丽城市"，
对另一些人则是"废城"。来到这里，我们发现它并非完全"废
弃"的城市，也不完全是村庄[1]。这个位于中国西南部的高地、紧挨

1　今天的行政区划为怒江州福贡县匹河乡知子罗村。——译者注

着深山老林的地方，我们对它短暂的拜访显然只能读到这里可见的面上生活，但我们希望由此描摹出一段在集体、可知的寻常与异质、不可见的"不寻常"之间更替的历史。我们将以阴阳过程描绘政府的亮堂日光之下为寻常百姓谋生存的国家战略（属阳）与暗黑森林阴影之下的行动者在非常的边缘地带相对无声的策略（属阴），以及二者之间的关系。

接下来我们探讨作为行动模式的阴阳逻辑，这是一个融合了时间、空间、过程的古代中国概念。要感知并与他人达成共通，阴阳概念可以帮助我们理解所面临的政治挑战。

首先需要介绍碧江及其历史情境。我们用漫步老县城的描述方式唤起现代中国摇摆不定的时间性。也许阴阳概念所体现的不可化约的过程性和相对性的思考方式，能够对我们的人类学读者产生足够的吸引，不过本文最终期望提醒大家即便在我们自己的日常生活中，寻常与不寻常也随处可见。

地点及其时刻

这个不再叫碧江的地方恐怕是斯科特赞米亚研究之无政府主义目标的反例。在怒江大峡谷的密林高处，碧江作为过去的州府所在，明示出国家登上了山野以有效管理它的国民。而且两位作者冯珠娣和赖立里自 2010 年开展的"少数民族传统医药"的田野研究一直有赖于中国卫生部门以及研究单位的善意支持。[1]为寻找少数民族医生，我们与政府官员们一道爬上过许多山。也许民间草医本身

---

1 马歇尔·克雷默的研究主要关注中缅边境缅甸方的多重自然—文化。

体现着对于遥远的自由的追求，但我们的研究一直在追随"国家"
（作为异质多样且多尺度的事物）对中国西南山区的身体、知识、
民族的管理。

国家项目在中国的赞米亚地区随处可见：公共卫生、基础教育、
森林管理、农学咨询、资源提取、电网管理、自然保护、宣传、成
人教育、商业及市场管理、生产安全检查、海关及边境管制等领
域，都有政府的身影。为以上这些政府职能服务，国家的代理人
们需要了解多样的自然和文化——往往是科学地了解——以更好地
管理这些地区。同时，我们的研究也不断遭遇一些非常、他者的地
带，说"自由区"不尽准确，它们裹挟在国家权力/知识之下平常
而广泛的日常生活中，但也落在知识之外。

在大多数地图上，"碧江"这个名字已不再出现。但碧江曾经
很长时间都是一个繁忙的县城所在地，于1986年才变成了一个村
庄。[1]碧江位于怒江大峡谷东岸的碧罗雪山上，属于与缅甸接壤的怒
江州，海拔接近2 000米，"在雪线上"，当地人告诉我们。从山脚
到碧江城的柏油路修得很好，也很陡峭，12公里的山路呈之字形
上升，有些让人提心吊胆。没有到碧江的公交车，要么路边拦一辆
卡车，要么在山下的江边雇一个三轮上去，山上山下的垂直距离有
900—1 000米。

作者之一赖立里曾于1995年到访过这个地方。当时这里作
为知子罗村而不再是县城已十年，留给她的印象是一个位于高山

---

1 碧江在历史上是著名的山巅驿站。1912年国民党政府把"边务委员会"设在这里，
  此后碧江设治局一直是政权所在地。1949年碧江和平解放，1954年怒江建州，将
  州府设在这里，直到1973年随着峡谷公路的开通，州府搬到六库。1986年，碧江
  撤县，下辖的五个乡被相邻的福贡和泸水县分走，干部职工也融入两县的机关，
  县城原址改为今天的知子罗村。——译者注

丛林边沿的有些怪异的地方。2014年的夏天，将近二十年后，我们一起来到怒江州开展我们关于少数民族传统医药的研究，再次听到人们谈起碧江。我们访谈的老医生中有三位向我们忆起他们当年在碧江的时光，那时碧江还是县城所在地，是一个重要的行政中心。他们都在当时的县人民医院学习、工作过，都把他们了解、使用地方草药的专长与在碧江度过的时光相连，也都谈到在县城周围"上山采药"。这三位老医生将碧江、碧江的政府医院以及碧江的丛林与他们生命中一段特别的部分相联系，也正是在那时他们采集了特别的药材。在他们的口述史中，曾经的碧江赫然在场，我们甚至可以在这些疗效有口皆碑的医者身上察知它的存在。

碧江并非仅存于这三位老医生的美好回忆中。首先，这三位医生都曾是怒江地区医疗卫生事业的领头人，他们影响了数代的学生、学徒，他们将全球、国家、地方各个层级的医疗世界以他们自身的方式组合起来，形成（至少在一些人看来）本地区宝贵的疗愈传统。而他们将知识与技艺相结合的特出之处，他们作为医者所采集和运用的丰富之处，正是这些大山中的医药有趣及非"常"之处。他们体现的有效技法和地方知识，由他们经年的医生职业收集、提炼而来，而其中的一些时光——他们热切地回忆着——是在碧江度过的。也正是这样一些特别汇聚而成的人、事、物让碧江显得既是平常人的地方，也是一个不平常的地方（或者说非同寻常）。[1]

---

1 关于"汇聚"，参见 Latour and Weibel (2005)，以及海德格尔关于"物"的讨论。不平常的地方（uncommon place），非同寻常（non-commonplace），珠娣这里做了一个语言游戏。——译者注

阴阳之光与影

　　文字学家认为中文的阴阳最早分别指代山坡上朝阳和背阴的地方。晨间沐浴在太阳之下的坡面会随着光线由东边转到西边而被暗影覆盖；而峡谷对岸的山坡则相反，甚至当对面已是夜晚时这边也还是明亮的。阳光和阴影在土地上交替移动；每一块地面都时为阳、时为阴。无论一座房子、一片田地、一条溪流，没有哪里可以一直被确定为阳或阴。每日的、季节的阴—阳摆动（光／影，暖／凉）形成了一种自然—文化的时间性，它既是宇宙的，也是切身的。两岸高山的环抱，没有比南北走向的怒江峡谷更能体现阴阳思想的地方。我们发现这也是一个反思历史和地方的兴衰以及部分联结的绝佳之处。我们看到秘密、遗忘、难以言表，仿似阴影徘徊在正大"官"明世界的边沿。沉浸在碧江由森林带来的光影交替的斑驳中，我们也开始懂得，在非常规之地的日常生活之阴，与国家凝视之阳，是如何紧密交织在一起。通过我们下文的"阴阳"讨论，可以看到一切存在都有阴阳两面，它们互根互生，互为消长。[1]

　　事实在阴阳之间摆动，其阴面似乎应该就是可见、确定的阳面之沉默的他者，二者平行存在，价值等同。不过在中国西南，"阴面"一般会让人感觉不舒服：隐蔽的内在、缺席、事物的阴影、过去的死亡，以及我们自己将来的死亡、未知的危险地带，这些都在日常生活中非常明显。也难怪在南方被怀疑会巫术的大多是女

1　冯珠娣（1994）以及所有中国中医"基础理论"教科书（1950—1990年代出版）的作者，都讨论过现代阴阳逻辑中的"辩证"特色。

性，她们本来就被划分为阴性。这边的民间医药也喜欢用温热、刺激、兴奋的药物和技术"壮阳"。这样的方法也用于不好预后且迁延日久的"风湿"，南方疾病中的常见病（Kramer 2017）。然而阴与阳是典型的互补关系，借用德里达的话：在已知、平常世界的阳光之下和之后，总有阴暗的事物；这样的互补是构成真实的基本。（Derrida 1976）

碧江／知子罗／森林边缘

2014年，走在碧江／知子罗的街上，我们觉得既熟悉又陌生，甚至有一种敬畏。这个地方最重要也最难以捕捉的是：每当我们想起某个逃逸出平常世界的高山上的事物，它马上又以其平凡、日常、可归类的形象进入到我们熟知的平常中。部分原因在于国家（之前是帝国）已经爬上这些山很久，在碧江没有什么是在正式结构之外，野生且自由的。至少表面看来如此。一切都曾在国家的或者殖民官员和军队的视角之下（Hevia 2012）。还有那些在我们之前上山的探险家、商人、森林采集者，是他们建起了商业的网络，收集了自然的历史（Giersch 2006: 170–177; Ma 2014; Mueggler 2011; Yang 2009: 23–41）。

为什么碧江让我们觉得既熟悉又陌生且神秘？我们被这个地方深深地吸引着，树根拱坏的人行道，爬满藤蔓的空荡荡的宿舍，以（时间）"向后"滑行的轨迹提醒着我们。我们探寻着历史，每找到一点一滴都让我们着迷。此行也有很多要讲的故事，其中一些仅仅是依据历史事实的碎片做出的可能的推测，我们后面会提到几个。但首先需要指出，我们对于某种摆动（的时空）的感知来自对于文化上"平常"和本体政治上"非常"的追寻，这样的民族志强调对地方和网络的历史性的感觉。国家视角下的世界已知、显明、阳光、有序，而每个人的日常生活也有着不定、新兴、阴暗、模糊的世界；后者虽不常被提及，现实正是在二者之间摇摆。这样的阴阳摇摆要通过时间来看待，对于人们（人类学家、政府代表、植物学家、村民）来说总有显明、可知的"阳"的时期和几乎一切都退入"阴"的时期——祖先、植物、森林中的生物、耶稣，甚至如今落入沉默的国家。

鬼魂与废墟

　　既然立里对这个地方有着难忘的记忆，它又在怒江地区医疗史上地位重要，我们研究小组拜访了这个现在名为知子罗村的地方。到访之前我们了解到这样一些事情：在 1986 年县城重组、合并、搬到江边之后，碧江的政府机构、学校、医院、宿舍小区等突然被弃置不用，这个地方从此成为怒江当地传闻的重要组成。在这一点上，网上有好几个说法："山民们下来占据了"现代的楼房，这些房子和他们在山上彼此远离的农舍有着天差地别。立里在网上找到一片关于碧江的长篇报道，里面充斥着幽默（或居高临下）的描述，这个地方半官方的历史中有着诸如村民在宿舍楼和办公楼的二层和三层埋灶生火做饭，在搬走的银行地库里开篝火晚会，公安局的院子里种上了苞谷，在党委的会议室里跳舞等记录。

　　但即便知道这些传闻，到了地方我们才感到对这个"鬼城"还是缺乏准备。我们到怒江以来，已经习惯了县城、乡镇以及江边商业村熙熙攘攘的"热闹"；只要在中国居住和旅行过一段时间，突然遇到一个两边都是空荡荡建筑的荒凉街道，会有一种既熟悉又陌生的怪异感。我们安慰彼此说还好不是午饭时间，因为我们所能见到的生意只有一个极简的小吃摊和一个只卖汽水方便面的便利店。便利店有随处可见的冰柜，我们每人买了一根冰棍儿，在街上闲逛；很快只剩手里拿着的棍儿，我们在村里的时候大多会直接把棍儿扔在路边。但是在这里我们注意到街边有许多城市才能见到的大型垃圾箱，它们让这里不大像村庄。再者，这样一个见不到人的农村地方能有多少垃圾需要放进这些大大的绿色箱子里？

　　我们后来读到的报道式历史对这个属"阴"的问题提供了部分解答。县政府在 1986 年重组、离开后，垃圾的收集、处置服务也不复存在。毕竟当时几乎没有留下任何政府机构相关人员，知子罗村委会也和所有其他村级行政一样缺少经费。附近山头的居民"下来"住到城里现成的楼房，成堆的垃圾随着居留人群开始增生。到2000 年初，垃圾已经严重影响了这里的公共卫生："24 年的垃圾无人问津"，报道人这样写道，显然作为一个城市人认为这无疑是一场噩梦。2010 年前后，据报道，地区和县政府终于派来一队垃圾清运车，沿着柏油路开上老县城；据说卡车最终运了 300 辆次才将碧江所有的垃圾运到峡谷底部的江边。（而其后这些垃圾又如何处置？或许正好推动了当地的垃圾填埋项目？）自那以后，知子罗村有了垃圾清理服务，主街上每 50 米就装有垃圾箱。这些垃圾箱上印着典型的官方文明用语：

　　　　蓝天之下你我他 / 优美环境靠大家
　　　　垃圾不落地 / 家园更美丽
　　　　建设环保模范村庄 / 建设美好记忆之城

这些标语也不仅是"后城市"建设的证明。主街上有着更多的政府招贴，标记着知子罗村及其作为森林养护所的周边建设。我们还得知，2011 年知子罗村已经成为一个"文物保护单位"。显然，我们并非唯一将碧江／知子罗看作兼具自然与文化、村庄与城市的所在，它既是国家"文化"上平常的一分子，也被一个需要"保护"的脆弱"环境"所围绕。区政府似乎也将碧江视作萦绕于过剩、外围的自然和历史。[1]

走在村里，顺着山势蜿蜒上下的巷道和小路令我们时时驻足拍照，一位退休的学校教师见状，担心我们会顺着小路下山，上前警告我们"不安全"（坡陡路滑，路不平）、"厕所在那边"（恐怕对我们这样娇贵的城里人来说太脏）。他急切地告诉我们这个村子历史的一切以及他之前做教师的经历，我们很惊讶地得知他依然有城市户口。不过当时他其实醉醺醺地走路不稳，我们中的几位为躲开他的喋喋不休，走开去了别处，也是希望以我们自己的方式饮入这个地方的神奇。

珠娣走到路的尽头，看到一个锁着门的基督堂。怒江地区有许多基督徒，而知子罗村所在的县是中国基督徒人口比例最高的。[2]这些信众中，一些社群早在 20 世纪前后就随着福音派传教士进入怒江峡谷的活动扎下了根。知子罗教堂可以容纳相当数量的会众，养护也很好——即便这天没开门，里面还是有许多鲜花。和这里其他教堂一样，门上写有"基督教堂"和"神爱世人"的字样。在碧江不远的下山路上还有一个更著名的老姆登教堂，1938 年由法国

1　参见 Bennett（2010）对于"野性的外在"（wild out-sides）的讨论，与我们在本文对于"阴面"的使用是一致的。

2　2010 年的人口统计表明，福贡县总人口 9 万，18 岁以上登记为基督徒的人口超过 7 万，有 342 座教堂。

传教士创建；不过怒江地区像知子罗基督堂这样的更多，大多建在村里而不是行政中心区，也多于 1980 年代宗教政策放宽之后兴建。知子罗村教堂是 2005 年修建，彼时县政府已搬下山多时。可以肯定这里的集会是怒江地区教会网络的一部分。

立里走在那位主动加入我们的李老师后面，拍了一些村子周围的大山的照片。从她的照片看来，知子罗村并非这远离江边的高山上唯一的定居点，尽管它可能是最大的一个，不仅有这么多楼房还有自己的社区会堂。（下面我们还会谈到。）怒江大多是亲属相连的小村建造在峡谷两岸的高山上，算是地方风格，也应该时日不短（参考 Leach 1954）。我们在山下的定居点与人们攀谈，他们告诉说很多人还是喜欢住在他们山上的老家，离山里的田地更近，远离江边的大路。老家的生活更舒服，每个人都这样说：房子周围养牲畜比较方便，去林子里和田里也更容易。某种程度来说，那里依然从事着刀耕火种。

但政府很早就想把这些与世隔绝的农民和狩猎采集者搬到更"现代"的江边定居点，有水泥地板的房子，集体食堂，装有现代冲水系统的公共厕所，有淋浴的澡堂，方便搭乘公交去到学校和医院，还有正规的工作。这个工程已经沿怒江建起了一系列现代样式的村庄，但大部分都无人居住。这些（另一种）鬼城很整洁——那里没有垃圾问题——因为没有人住在那里。仅仅过了两三年，这些地方已经是荒废的模样。这些非自然的村庄是对失败的理性城市化之梦的一个纪念，和一个真正的前城市的残余相当不同。

老碧江县城是中国城市化政策的另一种牺牲品，和政府主导的农村发展项目背道而驰的去城市化的一个小典型。当年碧江县被拆分到两个县，主要的理由是道路问题：如此陡峭、蜿蜒的山路，一旦滑坡怎么办？整个县城会因此被迫停下改革时期快速发展的经

济，无法参与中国轰轰烈烈"走向世界"的进程。而依然心系碧江
的人们往往会马上指出，柏油路修好以后，即便县城已经搬走这么
长时间，到知子罗的路从来没有发生过滑坡。

马歇尔是我们小组中最耐心倾听李老师讲故事的人。这位滔滔
不绝的"原住民"和我们访谈过的在碧江接受过培训的医生们一
样，这个地方赋予他的意义来自他所参与的"国营"的过去。曾几
何时，这里有许多的孩子，有好几所学校，师资背景良好，了解世
界局势。现如今那个过去给李老师留下的只有他的城市户口以及关
于历史与世界的高谈阔论。

马歇尔和这个本地向导走到教堂之后，沿着一条从柏油路叉出
去的小路往前，查看了一下李老师女儿的玉米地。马歇尔问起是否
会修一条穿城而过的新路。我们之前听说过政府有计划修一条翻山
的公路，连通东边的丽江和大理。李老师和我们问过的一些人说法
一样，都确信新路会沿着过去马帮世世代代走出来的小路修建。如
果真的发生，新路将穿过知子罗／碧江，这个地方会再次活跃起
来，或者说它将"回阳"，回到全面参与国家和市场的日光之中。

那天我们后来去了旁边的老姆登村，那里的村支书告诉我们，
其实新路不大可能穿过碧江。尽管如此，他也在寻求进一步开发农
村企业——草药或茶叶的综合农企，以及旅游——将"鬼城"的游
客吸引到老姆登来。不过关于路的传言提醒了我们，碧江这样的地
方从来不是与世隔绝的；所有关于这个中国云南、中国内陆、缅甸
交界地带早期历史的说法都提到繁荣的贸易与交通，人们在山路上
或步行或赶着满载的牲口。早在 1912 年国民政府把"边务委员会"
设在知子罗的时候，这里已经是边疆地带交通网络的贸易点和交汇
之处（Luce 1961）。到 1956 年区政府在这里设立，一定已是一个相
当活跃且人群聚居的地方。也就是说，当共和国跟随前人的脚步爬

到山上的时候，也看到了这里已有的行政管理。

2014 年到访碧江时，我们的同伴乐钢在和当地人的多次谈话中感到了人们对怒江高地的未来的担忧。怒江峡谷至少规划了 13 座大坝。2013 年的时候大部分还处在环境、经济、政治考察阶段，写作本文时我们听到的最新消息是这些工程已经（再次）被取消了。但依然有预期利用这些大坝的储水将怒江峡谷水位抬高，那时江边公路也会被淹没，而这条路是将沿线居处串起来与外界相连的唯一动脉。到时新路、新镇、新电厂、新学校和新医院将盖在更高的山坡上，碧江有可能与权力的城市中心再次紧密连接，当然这样的社会代价也是巨大的。如此想来，李老师这样的本地人更愿意想象一条翻山的公路与东边的大城市相连，而不是一个四处被淹没的灾难性的将来。

马歇尔没再和李老师聊天的时候，他爬到了居民区上面的树丛里。曾在太平洋侧的美国西北部为环境修复项目担任过协调员和教导员的经历让他注意到这片树林远非原始森林。据他判断，这里发生的滥砍滥伐不超过五十年以前。不过对我们其他人来说，这片林子看起来还是非常幽深；马歇尔也受到了警告，说上面很危险，陡峭且湿滑。下面是他的两段笔记：

> 我往上走过一些玉米地，走到森林边上，一路几乎没遇到什么人，直到在林子边遇到一个四处寻摸的女性。我们简单聊了两句，她说如果我想进林子一定要小心，因为山坡很滑。我告诉她我经常爬山，她随后说了一些我没太听懂的话。她一边重复一边比画着手势，我大概明白了她似乎有些不搭界的意图：她说我走进森林的时候不要踩植物。她反复踩着从小道上的石头中间长出来的一小丛草，朝旁边的林子

比画着。这样的告诫我在中国几乎没有听到过，想来这是当地人重视植物的明示（也并不奇怪）。我向她求证这片林子看来年头不算久远，她说这林子她 80 年代来到这里时就已经有了，不过没长现在这么大，那时山坡上也有更高更老的林子。

我们边聊边进了树林，可以看到一些树丛那里有挖过也采过的迹象（看起来不像是野鹿或有蹄动物光临后的样子）。不过我也就往林子里走了 100 米左右，只是一个非常迅速、短暂的目测。在我往回走与同伴会合的路上，经过了几棵树中间的一个石板，上面摊放着一些植物。

显然，上山采药的不止那些我们聊过的在碧江学过医的老医生们。本地人也会爬到山林里收集、处理、保护药用植物——一边将它们摊到一个干燥的地方晒干。注意马歇尔发现的这位老奶奶、他的森林顾问，在林子边"寻摸"——要知道这里树林的边界已是磨损的，并不清晰。林子也如"石缝中长出的小草"般，正在侵蚀着城区。他使用的这些词语表明，作为游客，他并不知道她在那里做什么，即便和她交谈过，大概也很难了解得更详细。也许她自己也不知道在那里做什么；正值盛夏，那块玉米地并不需要特别的照管，也许她不过是漫不经心地随便找点野菜（容易长在明暗相间的人类活动的边缘地带）做午饭。马歇尔离开小路往林子里走的时候，她也没有主动给他做森林向导。且不论她在做什么，她显然经常光顾这个"野"林；尤其明显的是与她的相遇是在村边那居处回归荒野、文明入侵森林的交错地带。一个地方，一个人，一次相遇，都非阴非阳而是处于这两极之间特定的过程性关系。

国家属阳、森林属阴

至此我们一直在强调碧江对我们来说已经在不寻常的路上走了很远，成为国家科层管理和现代化进程的他者。但这样的形象也并不完全具有说服力。即便在中国的西南山区，或者说中国的赞米亚地带，很长时间以来国家其实都是上山的，知子罗村也是这样。即便我们是在周末到访，村委会、卫生所、教堂都关着门上了锁，我们无法假定这不是一个正常运转的村子，至少在国家的眼中是这样。在中国村庄是基层自治单位，是一件明确的事物。它有文件要上传下达，它必须提供服务，承担不时从上级下达的带有经费的项目。我们在一块绿色的水泥告示上看到了知子罗村 2010—2011 年的项目建设简介（由江边的匹河乡政府组织施行）：知子罗村完成了"改厕 28 户、养猪 106 头猪、公示牌"等项目，财政扶贫资金投入 15 万元。听来和中国其他的村子并无二致。那些没人住的楼房，野草从水泥中长出，藤蔓缠绕着废墟，并不能成为自然取代历史和文化的案例；这里仍然作为一个村庄在运作，入侵的植物和坍塌的房顶属于过剩，无意义的物体正在变成垃圾。无论如何，国家就是这样看待这些事物的。

然而曾经在这些居处住过的本地人坚持这里不只是一个有特点的村庄，而且是一座"废城"。确实，废城正是碧江常见的别名，被抛弃的城市，也可以说是废弃的、荒废的、弃置的城市。这样的名称当然内含了很多人怀有的对过去荣耀的怀旧，我们上面关于垃圾箱的分析也提到了。记忆助长了在这座"扔掉的"城市那种怪异的感觉。主街边的垃圾箱标示着政府的持续存在，它们将来自村民居处的不需要的物件运走，沿着地区和国家的网格运到其他或多或少的正规垃圾处置点。通往碧江的公路上行驶着的垃圾卡车因而也在对今天的知子罗村进行着再净化，如垃圾箱上的标语：建设美好记忆之城。

也许有很多种方式来解释这座废城。作为旅行和交通网络的一个节点，即便柏油路在教堂那里就到了尽头，我们确定知子罗依然是当地一个重要的锚地，过江而来、上山再下山，流入云南西部大城市的人员、林产品，甚至走私品，都途经这里。作为网络运作的一个节点，碧江也许避开了国家部门的直接管控，但它同时参与了市场逻辑和远程交换。尤其自带的美好记忆，可以预见碧江会被划入旅游业：我们到访的同时也有其他慕名而来的陌生人在街上游逛，一对年轻的背包客也来"鬼城"旅游。我们试图找到村干部来谈一下碧江可望的将来：新修的马路、扶贫开发项目、森林与环境保护项目等。可惜没找到。我们下山的时候在另一个村子老姆登停留了一下，村支书正好在自家建的农家乐里，他给我们看了两间整洁的客房，谈起他打算建立的高地农业事业：茶园和药用植物园。尽管这个规划有点费解——这里地处偏远、交通不便，旅游业并没有稳定的经济基础；而草药很难做到大规模种植——这样的村干部总是充满活力，善于将"废弃"点也编织到发展到国家叙事中去。

也许最能把握碧江的是通过历史：曾经的政府所在地，在边疆所处的战略位置（曾经的驿站），为国家的边远地区提供的现代医学和医学教育，长期存在的森林管理角色，及其中国导向的世界主义，碧江在怒江的官修史中占据着一席之地。也就是说，这个城市已经被写入了过去，正如我们找到的新闻报道所写的那样。

毛主席的碧江

　　碧江在 1986 年发生的重组，显然是"中国的"或国家的，并非赞米亚的或区域的。而这份国家的历史有着深嵌于自身的奇怪形式。正是这一点将我们带到碧江之行的最后一站。就在碧江被撤销之前不久，县里建了一座八角楼形状的建筑作为公共图书馆，与学校紧邻。楼前是一个广场，可以用来跳舞或打比赛（篮球、滑冰），这个看来相当惬意的地方足以为一个县城级别的城市举办热闹的社区活动。应该也是初建的时候，周边的白墙上画着毛泽东的肖像以及他的书法模式写就的思想语录。只是到现在这个工程已有将近三十年，立里 1995 年来的时候那些画像就已经褪色、斑驳；墙上的革命情绪显得无关且过时。八角楼的一层大会议室空空荡荡，一把椅子也没有。在碧江这样的县城，毛泽东时代的中国曾有的热闹（阳），逐渐从知子罗村的冷清（阴）中褪去。

　　无疑碧江现在已不再有过去那样的寻常。中国经由仔细划界的边境地区形成，即便在这样偏远的地方也明确是中国的；但是碧江似乎从那个形成过程中脱离了出来。这是一个向内摆动的过程，朝向郁郁群山的阴影的一种撤退，这样的阴阳互动生产出相对于"国家"的外围、本体式的存在（Bennett 2010）。但它并非将我们的注意力转向某种不可言传且不可知的他者，或者说无政府主义式的乡村或山地文化的差异。因为它让我们更多想到的是在国家政权之内、过去与现在的、密切的阴阳摆动。有怎样的事物和过程避开了碧江政府的凝视，即便在 60、70、80 年代？现在又是否有了更多的逃逸，更大的自由地带逃避国家的支配？至少我们的老医生朋友们在碧江周边山中的漫步没有进入任何官修的历史，而这些漫步是他们寻找当地草药和动物药以提高他们疗愈的技能并将其在地化的重要组成。也许碧江作为曾经的行政中心，省、地区的公共卫生及教育史记载了采药作为正规卫生教育的一部分，但是在那样的"田野研究"中生发出来的知识基本是沉默的，留在了地方。确实，我们猜想一些山珍产品的实用知识并不会有专门的解释，直接用就好。

　　就像那位在山林边上寻摸的老奶奶，她会提醒马歇尔注意不要笨手笨脚踩到林地上的植物；在碧江受过培训的医生们也与在林子的阴暗潮湿中生长起来的野生生物缔结了关系。他们学会了保护并利用森林世界，他们把自己的这种理解部分传授出来，也只传给几个弟子和一些卫生学校的短期学员。值得注意的是老姆登村打算在山坡上新的种植园里种茶和具有经济价值的药材，即便这里也有科学林业项目，这种知识一直在逃逸所有官方的掌控，更不用说那几个我们了解的生物盗猎者和民族植物学者。马歇尔看到的摊开在石板上晒干（或风干）的叶子正是有迹可循的一个例证，即这样一个不寻常之地，其阴的属性会时时摆出摆入人们的视野。可见的阳滑入阴之静默；阴凝结实物的能力让黑暗中的自然—文化之物朝向早上的太阳生长。

结语

　　胡医生是我们见到的当年碧江培养的三位医生之一，也是我们在怒江州调研时当地助手前男友的父亲。[1]胡医生给我们说了很多碧

1　这里要感谢丽娜。她是云南大学的一位人类学硕士生，傈僳族，会说傈僳语，她家就在怒江州福贡县。丽娜曾经是胡医生儿子的恋人。

江以及他年轻时在那里的经历。而我们却被自己习以为常的人类学语言挫败了：胡医生告诉我们的最有趣的事情却是最难把握适当的。

胡医生 78 岁。1963 年"赤脚医生"计划刚开始施行并扩大到全国范围，那年他 26 岁，开始了他的行医生涯。他是幸运的，被选上参加了一系列的医疗培训，其中包括在碧江的一次和东边的大城市丽江的一次。1975 年到 1986 年间他是碧江县医院的人员，但随着碧江县的撤销，他搬到山下去了另一家县医院。我们遇到他的时候，他已经退休 26 年了。

胡医生基本不讲普通话（"常"用语言）。他耳背得厉害，不过身边人的声音他比较熟悉，比如他的家人还有我们的研究助手丽娜。换句话说，他的交流显然有"属阴"的一面。第一次访谈的时候，他向我们声明他记忆力丧失很厉害，恐怕没什么可说的——但他还是尽力回答了我们的问题，我们更是从他那里学到不少。他讲的事情以及尽量将往事为我们表述清楚的努力，是那种回看时才会注意到其重要性的事实和回忆。比如胡医生对于在碧江用草药治病的美好回忆，他对上山入林采药的热爱，他为年轻医疗工作者开办的培训班，都在我们复习访谈笔记时凸显出意义。我们第一次访谈时——在他儿子在县城的公寓楼里，他和老伴住在那里照看年幼的孙女——他甚至跟立里说：本来以为这些事情我都忘记了，你问的这些问题让我发现其实我还是记得不少的。

其实胡医生确是有些失忆的。他曾经知道的很多事情都滑入了身体无意识的阴影中。也许因为他已经为学医的儿子写下一本自己临床经验的手册，他觉得自己不再有传达"信息"的必要。不过他偶尔还是会给人看病，在匹河乡自己老家那里也开着一间药铺，那是一个江边、路边的小镇。于是在他从儿子县城的公寓回家之后，我们再次到那边拜访了他。

胡医生的药店在法律上属于灰色地带。早在 1999 年国家就有法律要求所有从医人员持有执业医师证。那时胡医生已经退休了，想来他不会去参加执业医师资格考试。但他在这个小乡镇行医，也从来没碰到过麻烦。毕竟所有人都知道他是在正规医院接受过基层医疗培训的。只是在发展为导向的国家眼里，允许非正规的行医实践不符合"与世界接轨"的政策目标，至少理论上如此。

我们到达匹河乡的时候，按照规定去了派出所报备，毕竟这是个边境县。胡医生的房子就在匹河乡派出所的街对面。警察们挥着手送别我们，甚至都没有查看我们的身份证件。想来他们对胡医生很放心，尽管他皈依了基督教成为传福音的人，而且没有配药的执照。

胡医生打开他药店朝街的大门，里面光线昏暗，但可以看到最近用过的迹象，尽管到处都是外面路上的交通带来的尘土。他的老药柜（其中一个是多年前从碧江医院搬下来的）抽屉里满满都是草药，处方笺就在手边。最具标志性的大概是墙上挂着的那个长了虫子的穿山甲壳，我们用这个故事结束关于这座峡谷中的边疆地区的阴阳历史的讲述。

现在穿山甲是国家保护动物，药品交易已属非法行为；而穿山甲的鳞甲本就是昂贵且稀有的药材（可以说"非同寻常"）。胡医生这个，他说是当年在碧江的时候从正规药店买来的，那以后的几十年他开方需要的时候都会用到，一片鳞甲接一片鳞甲地用。[1] 由于一些鳞片已经从皮毛上剥下，看起来有些恶心。胡医生见我们都被这穿山甲吸引，打开一个抽屉抓出一把烧炙过的穿山甲，热情向

1　胡医生一直留着的一个早年参加赤脚医生培训班的手写药物手册上写着，穿山甲鳞片性凉，可以散血通络、消肿排脓、通乳。既然现在这味药已稀有且非法。

我们展示。他还在用这些鳞片入药，与其他药物配在一起，组成良方。

　　胡医生现在只有零星的客户了，大多是有慢性病的邻居和家人，不再愿意去医院看西医。我们想象这些亲近的人进到他昏暗、满是灰尘的阴凉诊所，靠的是他那些来自山林的药物，他已经记不起也说不清的医学认识。他们无所谓他是否合法，不担心他甚至不一定能听清他们的主诉。和山区许多正在老去的医者一样，胡医生正在从他干了一辈子的公共卫生事业（属阳的世界）慢慢摆向属阴的那端。

　　对他们这代人来说，碧江成就了他们的技术，部分因为那是一个可以自己进到山林找穿山甲那样的带有山林能量的地方。那是一个既有属阴的森林，也有属阳的县城的地方。可以疗愈内在的阴和显明国家（许多的墙上都画着）的阳，始终难舍难分。在毛泽东时代之前，碧江是商贩和走私贩歇脚的地方、闻名于游方草医的地方，许多自然—文化不断相遇的地方。而做了32年的行政中心之后，碧江再次滑入国家的视线边缘，曾经的银行地库被粗声大气的喝酒声占据，连垃圾都被遗忘了。但是阴生阳、阳生阴，阴阳总是互生的。碧江会因为旅游业而重回官方的世界吗？

赖立里　译

参考文献

第一章

Bennett, Jane, and Connolley, William, 2012. "The crumpled handkerchief." in *Time and History in Deleuze and Serres*, ed. Herzogenrath, Bernd, New York: Continuum.

Bogost, Ian, 2012. *Alien Phenomenology; or, What It's Like to Be a Thing*, Minneapolis: University of Minnesota Press.

Daston, Lorraine, ed., 2000. *Biographies of Scientific Objects*, Chicago: University of Chicago Press, 1.

Daston, Lorraine, and Galison, Peter, 2007. *Objectivity*, New York: Zone Books.

de Castro, Eduardo Viveiros, 2004. "Exchanging perspectives: The transformation of objects into subjects in Amerindian ontologies." in *Common Knowledge* 10. 3: 463–84.

de la Cadena, Marisol, 2010. "Indigenous cosmopolitics in the Andes: Conceptual reflections beyond 'politics.' " in *Cultural Anthropology* 25. 2: 334–70.

Farquhar, Judith, 1994. *Knowing Practice: The Clinical Encounter of Chinese Medicine*, Boulder: Westview Press.

Fleck, Ludwik, 1981 [1979]. *Genesis and Development of a Scientific Fact*, Chicago: University of Chicago Press.

Gordon, Deborah R., 1988. "Tenacious assumptions in western medicine." in

Biomedicine Examined, ed. Margaret Lock and Gordon, Deborah R., Boston, MA: Kluwer Academic, 19–42.

Hanson, Marta, 2011. *Speaking of Epidemics in Chinese Medicine: Disease and the Geographic Imagination in Late Imperial China*, New York: Routledge.

Harman, Graham, 2009. *Prince of Networks: Bruno Latour and Metaphysics,* Melbourne: Re. Press.

——, 2010. "Technology, objects and things in Heidegger." in *Cambridge Journal of Economics* 34: 17–25.

Heidegger, Martin, 1971. "The thing." in *Poetry, Language, Thought,* trans. Albert Hofstadter, New York: Harper and Row.

Jullien, François, 1995. *The Propensity of Things: Toward a History of Efficacy in China,* New York: Zone Books.

Kaptchuk, Ted, 2000. *The Web that Has No Weaver: Understanding Chinese Medicine*, Lincolnwood, IL: Contemporary Books.

Latour, Bruno, and Weibel, Peter, 2005. *Making Things Public: Atmospheres of Democracy*, Cambridge MA: MIT Press.

Latour, Bruno, and Woolgar, Steve, 1986 [1979]. *Laboratory Life: The Construction of Scientific Facts*, Princeton: Princeton University Press.

Lloyd, Geoffrey, and Sivin, Nathan, 2002. *The Way and the Word: Science and Medicine in Early China and Greece*, New Haven: Yale University Press.

Mao, Zedong, 1971. "On practice (1936)." in Selected Readings from the Works of Mao Tsetung, Beijing: Foreign Languages Press.

Nappi, Carla, 2009. *The Monkey and the Inkpot: Natural History and Its Transformations in Early Modern China*, Cambridge, MA: Harvard University Press.

Palmer, David, 2007. *Qigong Fever: Body, Science and Utopia in China,* New York: Columbia University Press.

Popper, Karl, 1972. *Objective Knowledge: An Evolutionary Approach*, Oxford: Clarendon Press.

——, 1980. *The Logic of Scientific Discovery*, London: Hutchinson.

Porkert, Manfred, 1974. *The Theoretical Foundations of Chinese Medicine: Systems of Correspondence*, Cambridge: MIT Press.

Rheinberger, Hans-Jörg, 2010. *An Epistemology of the Concrete: Twentieth-Century Histories of Life*, Durham, NC: Duke University Press.

Sivin, Nathan, 1987. *Traditional Medicine in Contemporary China*, Ann Arbor: Center for Chinese Studies, University of Michigan.

Taussig, Michael T., 1980. "Reification and the consciousness of the patient." in *Social Science and Medicine* 14B: 3–13.

——, 1980. "Fetishism: The Master Trope." in *The Devil and Commodity Fetishism in South America*, Chapel Hill: University of North Carolina Press.

Van Inwagen, Peter, "Metaphysics." in *The Stanford Encyclopedia of Philosophy*, winter 2012 edn., ed. Edward Zalta, available at https: //plato. stanford. edu/ archives/win2012/entries/metaphysics/.

Woolgar, Steve, 1988. *Science, the Very Idea*, London: Tavistock Publications.

Shandong Zhongyixueyuan Xuebao (Newsletter of the Shandong College of Chinese Medicine), Ming laozhongyi zhi lu (Paths of Famous Senior Chinese Doctors), 3 vols. (Jinan: Shandong kexue jishu chubanshe, 1981).

中文:

邓铁涛主编,《中医基础理论》,广州科技出版社,1982。

黄吉棠主编,《中医学导论》,广州高等教育出版社,1988。

金观涛、华国凡,《认识论中的信息和反馈》,《自然辩证法通讯》,4. 3(1983): 16–25。

雷顺群,《续系统论与脏象学说》(一到四),《辽宁中医杂志》,8(1983): 15–17、 9(1983): 9–11、10(1983): 10–11,17、11(1983): 12–14。

刘长林,《内经的哲学与中医学的方法》,科学出版社,1983。

——,《中国系统思维》,中国社科出版社,1990。

刘燕池等主编,《中医基础理论问答》,上海科技出版社,1982。

陆广莘,《中医学之道: 陆广莘论医集》,人民卫生出版社,2001。

吕美行,《现代认识论与中医现代化》,《医学与哲学》,9(1983): 45-6。

覃保霖、覃自容,《〈内经〉的运气论新探》,《河南中医》,2(1983): 12-14。

印会河等主编,《中医基础理论》,上海科技出版社,1984。

其他:

Chinese Text Project, ctext. org/zhuangzi/knowledge-rambling-in-the-north
  (author's translation).

《辞海》编辑部 编,《辞海》辞书出版社,1979,参阅 "聚" 词条。

第二章

Deng, T. T., 1981. *Xueshuo Tantao yu Linzheng* (Theoretical inquiries and clinical
  encounters), Guangzhou, China: Guangdong Science and Technology Press.

Farquhar, J., "Problems of Knowledge in Contemporary Chinese Medical
  Discourse." in *Social Science and Medicine* 24 (12): 1013-1021.

——, "Knowledge and Practice in Chinese Medicine," Department of
  Anthropology, University of Chicago, March 1986.

Hu, S. Y., 1980. *An Enumeration of Chinese Materia Medica*, Hong Kong: The
  Chinese University Press.

Zhou, F. W., etal., *Ming Laozhongyi zhi Lu* (Paths of renowned senior Chinese
  doctors), vol. 2 (Shandong, China: Shandong Science and Technology Press, 1982).

第三章

Anagnost, Ann, 1987. "Politics and Magic in Contemporary China." in *Modern
  China* 13(1): 40-62.

——, 1989. "Transformations of Gender in Modern China." in *Gender and
  Anthropology: Critical Reviews for Research and Teaching*. Sandra Morgen, ed.
  pp. 313-329. Arlington, VA: American Anthropological Association.

——, 1994. "The Politicized Body." in *Body, Subject, and Power in China*. Angela

Zito and Tani E. Barlow, eds. pp. 131–156. Chicago: University of Chicago Press.

Cao Xueqin, 1979. *The Story of the Stone: A Chinese Novel in Five Volumes*. David Hawkes, trans. Bloomington: Indiana University Press.

Davis, Deborah, and Harrell, Stevan, eds., 1993. *Chinese Families in the Post-Mao Era*. Berkeley: University of California Press,

de Lauretis, Teresa, 1987. *Technologies of Gender: Essays on Theory, Film, and Fiction*. Bloomington: Indiana University Press.

Farquhar, Judith, 1994a. "Eating Chinese Medicine." in *Cultural Anthropology* 9: 471–497.

——, 1994b. *Knowing Practice: The Clinical Encounter of Chinese Medicine*. Boulder, CO: Westview Press.

——, 1995. "Rewriting Chinese Medicine in Post-Mao China." in *Knowledge and the Scholarly Medical Traditions*. Don Bates, ed. pp. 251–276. Cambridge: Cambridge University Press.

——, 1996a. "Ibridita testuale e culture del desiderio nell cina post-socialista." in *Perche il corpo: Utopia, sofferenza, desiderio*. Mariella Pandolfi, ed. pp. 75–98. Rome: Meltemi Editore.

——, 1996b. "Market Magic: Getting Rich and Getting Personal in Medicine after Mao." in *American Ethnologist* 23: 238–257.

Foucault, Michel, 1980. *The History of Sexuality, volume 1: An Introduction*. New York: Random House.

Furth, Charlotte, In press *A Flourishing Yin*. Berkeley: University of California Press.

Good, Byron J., 1994. *Medicine, Rationality, and Experience: An Anthropological Perspective*. New York: Cambridge University Press.

Harrell, Stevan, ed., 1995. *Cultural Encounters on China's Ethnic Frontiers*. Seattle: University of Washington Press.

Kaptchuk, Ted J., 1984. *The Web that Has No Weaver. Understanding Chinese Medicine*. New York: Congdon and Weed.

Kipnis, Andrew B., 1997. *Producing Guanxi: Sentiment, Self, and Subculture in a*

North China Village. Durham, NC: Duke University Press.

Kleinman, Arthur, 1980. *Patients and Healers in the Context of Culture: An Exploration of the Borderland between Anthropology, Medicine, and Psychiatry.* Berkeley: University of California Press.

Lampton, David M., 1977. *The Politics of Medicine in China: The Policy Process, 1949-1977.* Boulder, CO: Westview Press.

Li Tuo, 1991, 1985. *Jintian* 3–4: 59–73.

Link, Perry, Richard Madsen, and Pickowicz, Paul, eds., 1989. *Unofficial China: Popular Culture and Thought in the People's Republic.* Boulder, CO: Westview Press.

Marcuse, Herbert, 1955. *Eros and Civilization: A Philosophical Inquiry into Freud.* New York: Vintage Books.

Meisner, Maurice, 1982. *Marxism, Maoism, and Utopianism: Eight Essays.* Madison: Wisconsin University Press.

Meng Yue, 1993. "Female Images and National Myth." in *Gender Politics in Modern China: Writing and Feminism.* Tani E. Barlow, ed. pp. 118–136. Durham, NC: Duke University Press.

Pietz, William, 1985. *The Problem of the Fetish (I).* Res 9: 5–17.

——, 1987. *The Problem of the Fetish (II).* Res 13: 23–45.

——, 1988. *The Problem of the Fetish (III A).* Res 16: 105–123.

Porkert, Manfred, 1974. *The Theoretical Foundations Df Chinese Medicine: Systems of Correspondence.* Cambridge, MA: MIT Press.

Schein, Louisa, 1994. "The Consumption of Color and the Politics of White Skin." in Post-Mao China. *Social Text* 41: 141–164.

Shandong College of Traditional Chinese Medicine and Hebei Medical College, ed., 1982. *Huangdi Neijing Suwen Jiaoce* (The Yellow Emperor's inner canon: Plain questions, annotated). Beijing: People's Health Press.

Shapiro, Hugh, 1998. "The Puzzle of Spermatorrhea *(yijing)*." in Republican Period China. *Positions* 6: 551–595.

Shi Zhichao, 1993. *Yangwei lunzhi yu xiaofang sanbai shou* (Treatment of impotence, with 300 effective formulae). Dalian, China: Dalian Press.

Sivin, Nathan, 1987. *Traditional Medicine in Contemporary China.* Ann Arbor: University of Michigan Center for Chinese Studies.

Wang, Jing, 1996. *High Culture Fever: Politics, Aesthetics, and Ideology in Deng's China.* Berkeley: University of California Press.

Wang Qi and Cao Kaiyong, 1988. *Zhongyi nankexue* (Chinese men's medicine). Tianjin, China: Tianjin Science and Technology Press.

White, Jerry, 1997. "The Films of Ning Ying: China Unfolding in Miniature." in *Cineaction* 42: 2–9.

Wile, Douglas, 1992. *The Art of the Bedchamber: The Chinese Sexual Yoga Classics including Women's Solo Meditation Texts.* Albany: State University of New York Press.

Young, Allan, 1976. "Some Implications of Medical Beliefs and Practices for Social Anthropology." in *American Anthropologist* 78: 5–24.

Zha, Jianying, 1995. *China Pop: How Soap Operas, Tabloids, and Bestsellers Are Transforming a Culture.* New York: The New Press.

Zhang Jie, 1987. *Love Must Not Be Forgotten.* Beijing: Panda Books.

Zhang Xian, 1983. "The Corner Forsaken by Love." in *Mao's Harvest: Voices from China's New Generation.* Helen F. Siu and Zelda Stern, eds. pp. 92–105. New York: Oxford University Press.

Zhang Xianliang, 1988. *Half of Man Is Woman.* New York: Viking.

Zhang, Xudong, 1997. *Chinese Modernism in the Era of Reforms: Cultural Fever, Avant-Garde Fiction, and the New Chinese Cinema.* Durham, NC: Duke University Press.

Zhou Xiaowen, 1995. *Ermo.* Beijing: Ocean Film Company, Ltd.

第四章

Anagnost, Ann, 1997. *National Past-Times: Narrative, Representation, and Power in Modern China*. Durham: Duke University Press.

Anderson, Marston, 1990. *The Limits of Realism: Chinese Fiction in the Revolutionary Period*. Berkeley: University of California Press.

Appadurai, Arjun, 1996. *Modernity at Large: Cultural Dimensions of Globalization*. Minneapolis: University of Minnesota Press.

Barlow, Tani E, 1989. *I Myself Am a Woman: Selected Writings of Ding Ling*. Boston: Beacon.

Barthes, Roland, 1986. "The Reality Effect." In *The Rustle of Language*. Trans. Richard Howard. New York: Hill and Wang.

Becker, Jasper, 1996. *Hungry Ghosts: China's Secret Famine*. London: J. Murray.

Bourdieu, Pierre, 1977. *Outline of a Theory of Practice*. Cambridge: Cambridge University Press.

———, 1990. "The Kabyle House." In *The Logic of Practice*, 271–83. Stanford: Stanford University Press.

Boyarin, Jonathan, ed., 1993. *The Ethnography of Reading*. Berkeley: University of California Press.

Clifford, James, 1988. On Ethnographic Authority. In *The Predicament of Culture: Twentieth-Century Ethnography, Literature, and Art*. Cambridge: Harvard University Press.

Comaroff, Jean, 1985. *Body of Power, Spirit of Resistance: The Culture and History of a South African People*. Chicago: University of Chicago Press.

Corrigan, Philip, and Derek Sayer, 1985. *The Great Arch: English State Formation as Cultural Revolution*. London: Blackwell.

Csordas, Thomas, 1994. *The Sacred Self: A Cultural Phenomenology of Sacred Healing*. Berkeley: University of California Press.

Douglas, Mary, 1966. *Purity and Danger*. New York: Praeger.

———, 1970. *Natural Symbols*. New York: Pantheon.

Feldman, Allen, 1991. *Formations of Violence: The Narrative of the Body and Political Terror in Northern Ireland*. Chicago: University of Chicago Press.

Foucault, Michel, 1978. *The History of Sexuality. Vol. 1.* New York: Pantheon.

Geertz, Clifford, 1973. *The Interpretation of Cultures.* New York: Basic Books.

Hinton, William, 1966. *Fanshen: A Documentary of Revolution in a Chinese Village.* New York: Vintage.

Jullien, François, 1995. *The Propensity of Things: Toward a History of Efficacy in China.* New York: Zone.

Kipnis, Andrew, 1997. *Producing Guanxi: Sentiment, Self, and Subculture in a North China Village.* Durham: Duke University Press.

Kong Shuyu, 1999. *Swan and Spider Eater in Problematic Memoirs of the Cultural Revolution.* positions 7, no. 1: 239–52.

Kristof, Nicholas, and Sheryl WuDunn, 1995. *China Wakes: The Struggle for the Soul of a Rising Power.* New York: Vintage.

Kuriyama, Shigehisa, 1987. "Pulse Diagnosis in the Greek and Chinese Traditions." In *History of Diagnostics: Proceedings of the 9th International Symposium on the Comparative History of Medicine East and West,* ed. Yosio Kawakita, pp. 43–67. Osaka: Taniguchi Foundation.

———, 1999. *The Expressiveness of the Body and the Divergence of Greek and Chinese Medicine.* New York: Zone.

Laclau, Ernesto, 1990. "The Impossibility of Society." In *New Reflections on the Revolution of Our Time,* 89–92. London: Verso.

Landsberger, Stefan, 1995. *Chinese Propaganda Posters: From Revolution to Modernization.* Armonk, NY: M. E. Sharpe.

Latour, Bruno, 1993. *We Have Never Been Modern.* Cambridge: Harvard University Press.

Lau, D. C., trans., 1970. *Mencius.* Harmondsworth: Penguin.

Lee, Leo Ou-fan, 1973. *The Romantic Generation of Modern Chinese Writers.* Cambridge: Harvard University Press.

Litzinger, Ralph, 2000. *Other Chinas: The Yao and the Politics of National Belonging.* Durham: Duke University Press.

260   身体与生命

Liu, Lydia H, 1995. *Translingual Practice: Literature, National Culture, and Translated Modernity*. Stanford: Stanford University Press.

Marcus, George, and Michael Fischer, 1986. *Anthropology as Cultural Critique: An Experimental Moment in the Human Sciences*. Chicago: University of Chicago Press.

Merleau-Ponty, Maurice, 1962. *The Phenomenology of Perception*. Atlantic Highlands, NJ: Humanities Press.

Munn, Nancy, 1986. *The Fame of Gawa: A Symbolic Study of Value Transformation in a Massim (Papua New Guinea) Society*. New York: Cambridge University Press.

Ots, Thomas, 1994. "The Silenced Body, The Expressive Leib: The Dialectic of Mind and Life in Chinese Cathartic Healing." In *Embodiment and Experience*, ed. Thomas J. Csordas, 116–36. New York: Cambridge University Press.

Prusek, Jaroslav, 1980. *The Lyrical and the Epic: Studies of Modern Chinese Writers*. Bloomington: Indiana University Press.

Riskin, Carl, 1987. *Feeding China: The Experience since 1949*. Helsinki: World Institute for Development Economic Research of the United Nations University.

Sayer, Derek, 1987. *The Violence of Abstraction: The Analytic Foundations of Historical Materialism*. London: Blackwell.

Schein, Louisa, 2000. *Minority Rules: The Miao and the Feminine in China's Cultural Politics*. Durham: Duke University Press.

Schell, Orville, 1989. *Discos and Democracy: China in the Throes of Reform*. New York: Anchor.

Schwarcz, Vera, 1986. *The Chinese Enlightenment: Intellectuals and the Legacy of the May 4th Movement*. Berkeley: University of California Press.

Seremetakis, C. Nadia, 1991. *The Last Word: Women, Death, and Divination in Inner Mani*. Chicago: University of Chicago Press.

Snow, Edgar, 1957. *Random Notes on Red China, 1936–1945*. Cambridge: Harvard University Press.

Stewart, Kathleen, 1996. *A Space on the Side of the Road: Cultural Poetics in an "Other" America*. Princton: Princeton University Press.

Tsing, Anna Lowenhaupt, 1993. *In the Realm of the Diamond Queen: Marginality in an Out-of-the-Way Place*. Princeton: Princeton University Press.

Turner, Terence, 1980. "The Social Skin." In *Not Work Alone: A Cross-Cultural View of Activities Superfluous to Survival*, ed. Roger Lewin and Jeremy Cherfas, 112–40. Beverly Hills: Sage.

Weiss, Brad, 1996. *The Making and Unmaking of the Haya Lived World: Consumption, Commodification, and Everyday Practice*. Durham: Duke University Press.

Yan, Yunxiang, 1996. *The Flow of Gifts: Reciprocity and Social Networks in a Chinese Village*. Stanford: Stanford University Press.

Yang, Dali L, 1996. *Calamity and Reform in China: State, Rural Society, and Institutional Change since the Great Leap Famine*. Stanford: Stanford University Press.

Zarrow, Peter, 1999. "Meanings of China's Cultural Revolution: Memoirs of Exile." *Positions 7*, no. 1: 165–91.

Zha Jianying, 1995. *China Pop: How Soap Operas, Tabloids, and Bestsellers Are Transforming a Culture*. New York: New Press.

Zhu Xi, ed., *Sishu Jizhu*. 1987. Punctuated by Chen Shuguo. Changsha: Yuelu Book Club.

第五章

Ackerman, Sara, 2004. "Reading Narratives of Veganism and the Play of Derrida's Animots." Unpub. ms., May 3.

Audette, Ray V., Gilchrist, Troy, and Eades, Michael, 1999. *Neanderthin: Eat Like a Caveman and Achieve a Lean, Strong, Healthy Body*. New York: St. Martin's Press.

Benjamin, Walter, 1969. "The Story-teller," pp. 83–109 in Hannah Arendt, ed., *Illuminations*. New York: Schocken Books.

Bennett, Judith, 1996. *Ale, Beer, and Brewsters: Women's work in a changing world, 1300–1600*. New York: Oxford University Press, 1996.

Biagioli, Mario, ed., 1999. *The Science Studies Reader*. New York: Routledge.

Bestor, Thoedore, 2004. *Tsukiji: The fish market at the center of the world*. Berkeley: University of California Press.

Boas, Franz, 1966. *Kwakiutl Ethnography*, ed. Helen Codere. Chicago: University of Chicago Press.

Bourdieu, Pierre, 1990 [1970]. "The Kabyle House or the World Reversed," pp. 271–283 in *The Logic of Practice*. Stanford: Stanford University Press.

——, 1977. *Outline of a Theory of Practice*. Cambridge: Cambridge University Press.

——, 1990. *The Logic of Practice*. Stanford: Stanford University Press.

Brillat-Savarin, Jean-Anthelme, 1949 [1826], *The Physiology of Taste: Meditations on Transcendental Gastronomy*. New York: Counterpoint.

Callon, Michel, 1986. "Some Elements of a Sociology of Translation: Domestication of the scallops and the fishermen of St. Brieux Bay," pp. 196–229 in John Law, ed., *Power, Action, and Belief: A new sociology of knowledge?* London: Routledge and Kegan Paul.

de Certeau, Michel, 1984. *The Practice of Everyday Life*. Berkeley: University of California Press.

Chase, Holly, 1994. "The *Meyhane* or McDonald's? Changes in Eating Habits and the Evolution of Fast Food in Istanbul." in Sami Zubaida and Richard Tapper, eds., *Culinary Cultures of the Middle East*. London, New York: I. B. Tauris Publishers.

Che Fu, 2004. *Chuancai Za Tan* (Essays on Sichuan Food). Beijing: San Lian Press.

Cordain, Loren, 2001, *The Paleo Diet: Lose Weight and Get Healthy by Eating the Food You Were Designed to Eat*. New York: Wiley.

Counihan, Carole M., 1999a. "The Social and Cultural Uses of Food." in Kenneth F. Kiple and Conee Kriemhild Ornelas-Kiple, eds., *Cambridge World History of Food and Nutrition*. New York, Cambridge: Cambridge University Press.

——, 1999b. *The Anthropology of Food and Body: Gender, meaning, and power.* New York, London: Routledge.

——, and van Esterik, Penny, eds., 1997. *Food and Culture: A Reader.* New York, London: Routledge.

——, and Kaplan, Steven, eds., 1998. *Food and Gender: Identity and power.* Newark: Gordon and Breach.

Davidson, Caroline, 1982. *A Woman's Work Is Never Done.* London: Chatto and Windus.

Derrida, Jacques, 1991. "'Eating Well,' or the calculation of the subject: an interview with Jacques Derrida," pp. 96–119 in Eduardo Cadava et al., eds., *Who Comes After the Subject?* New York: Routledge.

——, 2002. "The Animal that Therefore I Am (More to Follow)." in *Critical Inquiry* 28 [Winter]: 369–418.

Dou Guoxiang, ed., 1999. *Zhonghua Shiwu Liaofa Daquan* (A Complete Book of Chinese Food Therapeutics). Nanjing: Jiangsu Science and Technology Press.

Douglas, Mary, 1966. *Purity and Danger: An analysis of concepts of pollution and taboo.* London: Routledge and Kegan Paul.

——, 1999. *Leviticus as Literature.* Oxford, New York: Oxford University Press.

Dumas, Alexandre, 1958 [1873]. *Dictionary of Cuisine.* New York: Simon and Schuster.

Chang, K. C. ed., 1977. *Food in Chinese Culture: Anthropological and Historical Perspectives* New Haven, London: Yale University Press.

Durkheim, Emile and Mauss, Marcel, 1963 [1903]. *Primitive Classification.* Tr. Rodney Needham, Chicago: University of Chicago Press.

Farquhar, Judith, 2002. *Appetites: Food and sex in post-socialist China.* Durham, NC: Duke University Press.

Fischer, M. F. K., 1990. *The Art of Eating.* New York: Wiley Publishing.

——, 1990, *Consider the Oyster*, pp. 125–184 in *The Art of Eating.* New York: Wiley Publishing.

Fison, Lorimer and Howitt, A. W., 1991 [1880]. *Kamilaroi and Kurnai: Group-marriage and relationship, and marriage by elopement drawn chiefly from the usage of the Australian Aborigines; also, The Kurnai tribe, their customs in peace and war.* Canberra: Aboriginal Studies Press.

Flandrin, Jean Louis and Montanart, Massimo, 1999. *On Food: A culinary history from antiquity to the present.* New York: Columbia University Press.

Forster, Robert and Ranum, Orest, eds, 1979. *Food and Drink in History: Selections from the Annales. Economies, Societes, Civilisations.* Baltimore: Johns Hopkins University Press.

Giddens, Anthony, 1979. *Central Problems in Social Theory.* Berkeley: University of California Press.

Gu Hua, 1981. *Furong Zhen* (Hibiscus Town). *Dangdai* 1: 157–231.

Harris, Marvin, 1974. *Cows, Pigs, Wars and Witches: The riddles of culture.* New York: Random House.

——, 1985. *Good to Eat: Riddles of food and culture.* New York: Simon and Schuster.

Highmore, Ben, 2002. "Introduction," *The Everyday Life Reader.* New York, London: Routledge.

Joyant, Maurice, and Toulouse-Lautrec, Henri de, 1995 [1930]. *The Art of Cuisine.* New York: Henry Holt.

Laclau, Ernesto, 1990. "The Impossibility of Society," pp. 89–92 in *New Reflections on the Revolution of Our Time.* London, New York: Verso.

Latour, Bruno, 1988. *The Pasteurization of France.* Cambridge, MA: Harvard University Press.

——, 1993. *We Have Never Been Modern.* Tr. Catherine Porter. Cambridge MA: Harvard University Press.

——, 1999. *Pandora's Hope: Essays on the Reality of Science Studies.* Cambridge MA: Harvard University Press.

Lefebvre, Henri, 1991 [1947]. *Critique of Everyday Life.* London: Verso.

参考文献   265

Levi-Strauss, Claude, 1983 [1969]. *The Raw and the Cooked*. Tr. John and Doreen Weightman, Chicago: University of Chicago Press.

——, 1990 [1978]. *The Origin of Table Manners*. Tr. John and Doreen Weightman, Chicago: University of Chicago Press.

Malinowski, Bronislaw, 1922. *Argonauts of the Western Pacific*. London: Routledge and Kegan Paul.

Mo Yan, 2000. *Republic of Wine*. Tr. Howard Goldblatt, New York: Arcade.

Munn, Nancy, 1986. *The Fame of Gawa: A symbolic study of value transformation in a Massim (Papua New Guinea) society*. Cambridge: Cambridge University Press.

Rappaport, Roy, 1967. *Pigs for the Ancestors: Ritual in the ecology of a New Guinea people*. New Haven: Yale University Press.

Robertson Smith, W. W., 1972 [1887]. *The Religion of the Semites: The Fundamental Institutions*. New York: Schocken Books.

Saunders, Barry, 2000. *CT Suite: The work of diagnosis in the age of virtual cutting*. Ph. D. dissertation, Religious Studies, University of North Carolina.

Scapp, Ron, and Seltz, Brian, eds., 1998. *Eating Culture*. Albany: State University of New York Press.

Shepard, Paul and Shepard, Florence R., 1998. *Coming Home to the Pleistocene*. Collingwood, Australia: Shearwater Books.

Smith, Paul, 1988. *Discerning the Subject*. Minneapolis: University of Minnesota Press.

Spencer, Baldwin and Gillen, Francis James, 1899. *Native Tribes of Central Australia*. London: Macmillan.

Su Tong, 1995. *Rice*. Tr. Howard Goldblatt, New York: Penguin Books.

Sutton, David E., 2001. *Remembrance of Repasts: An anthropology of food and memory* Oxford, New York: Berg.

Theophano, Janet, 2002. *Eat My Words: Reading women's Lives Through the Cookbooks They Wrote*. New York: Palgrave Macmillan.

Toklas, Alice B., 1984. *The Alice B. Toklas Cookbook.* New York: Harper and Row.

Trillin, Calvin, 1974. *American Fried.* Garden City NY: Doubleday.

———, 1983. *Third Helpings.* New Haven: Ticknor and Fields.

———, 2003. *Feeding a Yen: Savoring Local Specialties from Kansas City to Cuzco* New York: Random House.

Ungar, Peter S. and Teaford, Mark F., eds., 2002. *Human Diet, Its Origin and Evolution.* Westport CN: Bergin and Garvey.

Watson, James L., ed., 1997. *Golden Arches East: McDonald's in East Asia.* Stanford: Stanford University Press.

Weber, Samuel, 1987. *Institution and Interpretation.* Minneapolis: University of Minnesota Press.

Weiner, Annette, 1976. *Women of Value, Men of Renown.* Austin: University of Texas Press.

Yue, Gang, 1999. *The Mouth That Begs: Hunger, Cannibalism, and the Politics of Eating in Modern China.* Durham: Duke University Press.

Zhao Heng, 2001. *Lao Tao Manbi* (Literary Notes of an Old Gourmand). Beijing: San Lian Press.

第六章

Appadurai, A., 1996. *Modernity at Large: Cultural Dimensions of Globalization.* Minneapolis: University of Minnesota Press.

Barlow, T., 1989. Introduction, in *I Myself Am a Woman: Selected writings of Ding Ling.* Boston: Beacon Press.

Boyarin, J., (ed.) 1993. *Ethnographies of Reading.* Berkeley: University of California Press.

Butler, J., 1994. Gender as performance. *Radical Philosophy*, 67, 32–39.

Dickens, C., 1955 (1865). *Our Mutual Friend.* London and Glasgow: Collins, and New York: W. W. Norton & Co.

Farquhar, J., 2002. *Writing the self: The romance of the personal, in Appetites: Food and Sex in Post-socialist China*. Durham NC: Duke University Press, 175–209.

Foucault, M., 1986. *The History of Sexuality, Vol. 3: The Care of the Self*, translated by Robert Hurley. New York: Vintage Books.

Haraway, D., 1991. "Situated knowledges." in *Simians, Cyborgs and Women: The Reinvention of Nature*. New York: Routledge, 183–201.

Jiang, D., 2005. *Tiantian Kaixin Huo 100 Sui* (The Everyday Happy Way to Live 100 Years). Beijing: Beijing Press.

Jin, D. and Guan, C., (eds.) 2002. *Dengshang Jiankang Kuaiche* (Get On the Health Express). Beijing: Beijing Press.

Jullien, F., 2007. *Vital Nourishment, Departing from Happiness*. New York: Zone Books.

Langbauer, L., 1999. *Novels of Everyday Life: The Series in English Fiction, 1850–1930*. Ithaca: Cornell University Press.

Latour. B., 1993. *We Have Never Been Modern*. Cambridge MA: Harvard University Press.

Maasen, S., Sutter, B., and Duttweiler, S., 2007. "Self-help: The making of Neosocial selves in Neoliberal society." in *On Willing Selves: Neoliberal Politics vis-à-vis the Neuroscientific Challenge*, edited by S. Maasen and B. Sutter. Basingstoke: Palgrave Macmillan, 25–52.

Mauss, M., 1995 (1935). "The category of the person." in *The Category of the Person: Anthropology, Philosophy, History*, edited by M. Carrithers. New York: Cambridge University Press.

Mazzarella, W., 2004. "Culture, globalization, mediation." in *Annual Reviews of Anthropology*, 33, 345–367.

Modleski, T., 2008 (1982, 1990). *Loving with a Vengeance: Mass-produced Fantasies for Women*. New York: Routledge.

Mol, A., 2002. *The Body Multiple: Ontology in Medical Practice*. Durham NC: Duke University Press.

Radway, J., 1997 (1991). *Reading the Romance: Women, Patriarchy, and Popular*

Literature. Chapel Hill: University of North Carolina Press.

Rose, N., 2007. *The Politics of Life Itself: Biomedicine, Power and Subjectivity in the 21st Century.* Princeton: Princeton University Press.

Saunders, B. F., 2008. *CT Suite: The Work of Diagnosis in the Age of Non-invasive Cutting.* Durham NC: Duke University Press.

Sedgwick, E. K., 1990. *Epistemology of the Closet.* Berkeley: University of California Press.

Shapiro, H., 1998. "The Puzzle of Spermatorrhea in Republican China." in *Positions* 6 (Winter), 551–595.

Stallybrass, P., 2002. Books and scrolls: Navigating the Bible, in *Books and Readers in Early Modern England: Material Studies,* edited by J. Anderson and E. Sauer. Philadelphia: University of Pennsylvania Press, 42–79.

Warner, M., 2004. "Uncritical reading." in *Polemic: Critical or Uncritical,* edited by J. Gallop. New York, London: Routledge, 13–36.

Zhang, Y., 2005. *Zhonghua Yangsheng Jingdian* (Classics of Chinese Yangsheng). Beijing Tushuguan Press.

第七章

Agamben, Giorgio, 1998. *Homo Sacer: Sovereign Power and Bare Life,* Stanford, Calif.: Stanford University Press.

Anagnost, Ann, 1997. *National Past-Times: Narrative, Representation, and Power in Modern China,* Durham, N. C.: Duke University Press.

Barthes, Roland, 1981. *Camera Lucida: Reflections on Photography,* trans. Richard Howard, New York: Hill and Wang.

Boyarin, Jonathan, ed., 1994. *Remapping Memory: The Politics of Timespace,* Minneapolis: University of Minnesota Press.

Chen, Nancy, 2003. *Breathing Spaces: Qigong, Psychiatry, and Healing in China,* New York: Columbia University Press.

Corrigan, Philip, and Sayer, Derek, 1985. *The Great Arch: English State Formation* as *Cultural Revolution*, New York: Blackwell, Dutton, Michael, 2005, *Policing Chinese Politics: A History*, Durham, N. C.: Duke University Press.

——, 2004. "The 'Becoming-Past' of Places: Spacetime and Memory in Nineteenth-Century, Pre-Civil War New York." in *Finnish Journal of Anthropology* 29: 2–19.

Festa, Paul E., 2006. "Mahjong Politics in Contemporary China: Civility, Chineseness, and Mass Culture." in Positions: east asia cultures critique 14: 7–35.

Farquhar, Judith, 2002. *Appetites: Food and Sex in Post-socialist China*, Durham, N. C.: Duke University Press.

Feuchtwang, Stephan ed., 2004. *Making Place: State Projects, Globalisation, and Local Responses in China*, London: UCL Press.

Habermas, Jürgen, 1981. "New Social Movements." in *Telos* 49: 33.

Hsiao-t'i, Li, 2001. "Making a Name and a Culture for the Masses in Modern China." in *Positions: east asia cultures critique* 9: 29–68.

Layton, Kelly, 2007. "Qianmen, Gateway to a Beijing Heritage." in *China Heritage Quarterly*, no. 12, Lee, Benjamin, 1993, "Going Public." in *Public Culture* 5: 165–78.

Liu, Kang, 2006. *Globalization and Cultural Trends in China*, Honolulu: University of Hawaii Press.

Liu, Sian Victoria, 2004. "In the Wake of Workers: Civil Society and the Moral Economy of Marketization at a Beijing Neighborhood." (PhD diss., University of Chicago, 2004).

Lu, Duanfang, 2006. *Remaking Chinese Urban Form: Modernity, Scarcity, and Space, 1949–2005*, New York: Routledge.

Mishra, Pankaj, 2006. "Getting Rich: Pankaj Mishra Reports from Shanghai." in *London Review of Books*, November 30, 3, 5–7.

Munn, 1992. *The Fame of Gawa: A Symbolic Study of Value Transformation in a Massim (Papua New Guinea) Society*, Durham, online journal *China Heritage Quarterly*, no. 12 (2007), www.chinaheritagequarterly.org, for a series of articles by Bruce Doar and Geremie R. Barmé about princely and official residences in inner-city Beijing. www.chinaheritagequarterly.org/editorial.php?issue=012.

Palmer, David A., 2007. *Qigong Fever: Body, Science, and Utopia in China,* New York: Columbia University Press.

Russo, Alessandro, 2006. "How to Translate 'Cultural Revolution.'" in *Inter-Asia Cultural Studies* 7: 673–82.

Sheridan, Derek, 2007. "The Future Is Past: Building the Historical City in Beijing." BA thesis, University of Chicago.

Social Culture Department of the Ministry of Culture and China Mass Culture Society, eds., 1998. *Lun chengshi qunzhong wenhua (On Urban Mass Culture),* Beijing: Zhongguo Wuzi Chubanshe.

Wasserstrom, Jeffrey N. and Liu, Xinyong, 1995. "Student Associations and Mass Movements," in *Urban Spaces in Contemporary China: The Potential for Community and Autonomy in Post-Mao China,* ed. Deborah S. Davis, Richard Kraus, Barry Naughton, and Elizabeth J. Perry, New York: Cambridge University Press/Woodrow Wilson Center, 362–93.

Woronov, Terry, 2003. "Transforming the Future: 'Quality' Children and the Chinese Nation." (PhD diss., University of Chicago, 2003).

Yue, Meng 1993. "Female Images and National Myth," in *Gender Politics in Modern China,* ed. Tani Barlow, Durham, N. C.: Duke University Press.

Zhang, Li, 2001. *Strangers in the City: Reconfigurations of Space, Power, and Social Networks within China's Floating Population,* Stanford, Calif.: Stanford University Press.

Žižek, Slavoj, 2007. "Introduction: Mao Tse-tung, the Marxist Lord of Misrule." in *On Practice and Contradiction,* New York: Verso, 2007.

Wang, Hui, 2006. "Depoliticized Politics, from East to West." in *New Left Review,* no. 41: 29–45.

Wu, Hung, 2005. *Remaking Beijing: Tiananmen Square and the Creation of a Political Space,* Chicago: University of Chicago Press.

Tang, Xiaobing, 2000. *Chinese Modern: The Heroic and the Quotidian,* Durham,

N. C.: Duke University Press.

Zhang, Xudong, ed., 2001. *Whither China? Intellectual Politics in Contemporary China*, Durham, N. C.: Duke University Press.

第八章

Bachelard, Gaston, 1964. *The Poetics of Space*. Boston: Beacon Press.

Bakhtin, Mikhail, 1968. *Rabelais and His World*. Cambridge: MIT Press.

Barker, Frances, 1984. *The Tremulous Private Body: Essays in Subjection*. New York: Methuen.

Blacking, John, 1977. *Anthropology of the Body*. New York: Academic Press.

Boyarin, Jonathan, 1993. *The Ethnography of Reading*. Berkeley: University of California Press.

Bynum, Caroline Walker, 1987. *Holy Feast and Holy Fast: The Religious Significance of Food to Medieval Women*. Berkeley: University of California Press.

Callon, Michel, 1986. "Some Elements of a Sociology of Translation: Domestication of the Scallops and the Fishermen of St. Brieux Bay" , in *Power, Action and Belief: A New Sociology of Knowledge*, edited by John Law, 196–229. London: Routledge and Kegan Paul.

de Certeau, Michel, 1984. *The Practice of Everyday Life*. Berkeley: University of California Press.

Comaroff, Jean, 1985. *Body of Power, Spirit of Resistance: The Culture and History of a South African People*. Chicago: University of Chicago Press.

Csordas, Thomas, 1994a. *Embodiment and Experience: The Existential Ground of Culture and Self*. New York: Cambridge University Press.

Darwin, Charles, 1899. *The Expression of Emotion in Man and Animals*. New York: Appleton.

de Man, Paul, 1986. *The Resistance to Theory*. Minneapolis: University of Minnesota Press.

de Lauretis, Teresa, 1987. *Technologies of Gender: Essays on Theory, Film, and*

Fiction. Bloomington: Indiana University Press.

Derrida, Jacques, 1976. *Of Grammatology.* Baltimore: Johns Hopkins University Press.

——, 1996. *Archive Fever: A Freudian Impression.* Chicago: University of Chicago Press.

Douglas, Mary, 1966. *Purity and Danger: An Analysis of Concepts of Pollution and Taboo.* London: Routledge and Kegan Paul.

——, 1970. *Natural Symbols: Explorations in Cosmology.* New York: Pantheon Books.

Farquhar, Judith, 1994. *Knowing Practice: The Clinical Encounter of Chinese Medicine.* Boulder: Westview Press.

——, 2002. *Appetites: Food and Sex in Postsocialisi China.* Durham: Duke University Press.

Feld Allen, 1991. *Formations of Violence: The Narrative of the Body and Political Terror in Northern Ireland.* Cnicago: University of Chicago Press.

Foucault, Micheal, 1965. *Madness and Civilization: A Histcry of Insanity in the Age of Reason.* New York: Pantheon Books.

——, 1973. *The Birth of the Clinic: An Archaeology of Medical Perception.* New York: Pantheon Books.

——, 1977. *Discipline and Punish: The Birth of the Prison.* New York: Pantheon Books.

Gil, Jose, 1998. *Metamorphoses of the Body.* Minneapolis: University of Minnesota Press.

Gilman, Sander, 1985. *Difference and Pathology: Stereotypes of Sexuality, Race, and Madness.* Ithaca: Cornell University Press.

——, 1988, *Disease and Representation: Images of Illness from Madness to AIDS.* Ithaca: Cornell University Press.

Good, Byron, 1994. *Medicine, Rationality and Experience: An Anthropological Perspective.* New York: Cambridge University Press.

Gould, Stephen Jay, 1981. *The Mismeasure of Man*. New York: Norton.

Haraway, Donna J, 1985. "A Manifesto for Cyborgs: Science, Technology, and Socialist Feminism in the 1980s." in *Socialist Review* 80 (March-April).

———, 1991. *Simians, Cyhorgsy and Women: The Reun'ention of Nature*. New York: Routledge.

Hebdige, Dick, 1979. *Subculture: The Meaning of Style*. London: Methuen.

Kaufman, Sharon, 1993. "Toward a Phenomenology of Boundaries in Medicine: Chronic Illness Experience in the Case of Stroke." in *Medical Anthropology Quarterly* n. s. 2, no. 4: 338–54.

Keller, Evelyn Fox, 2000. *The Century of the Gene*. Cambridge, Mass.: Harvard University Press.

Kirmayer, Laurence, 1992. "The Body's Insistence on Meaning: Metaphor as Presention and Representation in Illness Experienced" in *Medical Anthropology Quarterly* 6: 323–46.

Kleinman, Arthur, 1988. *The Illness Narratives: Suffering, Healing and the Human Condition*. New York: Basic Books.

Kuriyama, Shigehisa, 1999. *The Expressiveness of the Body and the Divergence of Greek and Chinese Medicine*. New York: Zone Books.

Laqueur, Thomas, 1986. "Orgasm, Generation, and the Politics of Reproductive Biology." in *Representations* 14 (Spring): 1–41.

Latour, Bruno, 1988. *The Pasteurization of France*. Cambridge, Mass.: Harvard University Press.

———, and Steve Woolgar. 1979 (1986). *Laboratory Life: The Construction of Scientific Facts*. Princeton: Princeton University Press.

Law, John, and John Hassard, eds., 1999. *Actor Network Theory and After.* Maiden, Mass.: Blackwell.

Lefebvre, Henri, 1991a. *The Production of Space*. Cambridge, Mass.: Blackwell.

———, 1991b. *The Critique of Everyday Life*. New York: Verso.

Levi-Strauss, Claude, 1969a. *The Elementary Structures of Kinship*. Boston: Beacon

Press.

———, 1969b. *The Raw and the Cooked* New York: Harper and Row.

Liu, Lydia He, 1995. *Translingual Practice: Literature, National Culture, and Translated Modernity China, 1900–1937.* Stanford: Stanford University Press.

Lock, Margaret, 1980. *East Asian Medicine in Urban Japan: Varieties of Medical Experience.* Berkeley: University of California Press.

———, 1990. "On Being Ethnic: The Politics of Identity Breaking and Making in Canada, or Nevra on Sunday." in *Culture, Medicine and Psychiatry* 14: 237–52.

———, 1993. *Encounters with Aging: Mythologies of Menopause in Japan and North America.* Berkeley: University of California Press.

———, 2002. *Twice Dead: Organ Transplants and the Reinvention of Death.* Berkeley: University of California Press.

Lombroso, Cesare, and Guglielmo Ferrero, 2004 (1893). *Criminal Woman: The Prostitute, and the Normal Woman.* Durham: Duke University Press.

Low, Setha M., and Denise Lawrence-Zuniga, eds., 2003. *The Anthropology of Space and Place: Locating Culture.* Maiden, Mass.: Blackwell.

Lowe, Donald, 1982. *History of Bourgeois Perception.* Brighton, Sussex: Harvester Press.

Lukes, Steven, 1979. *Individualism.* New York: Harper and Row.

MacPherson, C. B, 1962. *The Political Theory of Possessive Individualism: Hobbes to Locke.* Oxford: Clarendon Press,

Marcel, Gabriel, 1997. *le Mystere de Vitrei avant-propos de Vaclav Havel.* Paris: Association Presence de Gabriel Marcel.

Martin, Emily, 1987. *The Woman in the Body: A Cultural Analysis of Reproduction.* Boston: Beacon Press.

Massumi, Brian, 1992. *A Users Guide to Capitalism and Schizophrenia: Deviations from Deleuze and Guattari.* Cambridge, Mass.: MIT Press.

Mattingly, Cheryl, and Linda Garro, eds., 2000. *Narrative and the Cultural Construction of Illness and Healing.* Berkeley: University of California Press.

Mauss, Marcel, 1973 (1934) "Techniques of the Body." in *Economy and Society!:* 70–88.

———, 1985 (1935). "A Category of the Human Mind: The Notion of Person; The Notion of Self." In *The Category of the Person: Anthropology, Philosophy, History,* edited by Michael Carrithers, Steven Collins, and Steven Lukes, 1–25. New York: Cambridge University Press.

Mol, Annemarie, 2002. *The Body Multiple: Ontology in Medical Practice.* Durham: Duke University Press.

Nichter, Mark, and Margaret Lock, eds., 2002. *New Horizons in Medical Anthropology: Essays in Honour of Charles Leslie.* New York: Routledge.

Polhernus, Ted, 1978. *The Body Reader: Social Aspects of the Human Body.* New York: Pantheon.

Poovey, Mary, 1995. *Making a Social Body: British Cultural Formation, 1830–1864.* Chicago: University of Chicago Press.

Proctor, Robert, 1988. *Racial Hygiene: Medicine under the Nazis.* Cambridge, Mass.: Harvard University Press.

carry, Elaine, 1985. *The Body in Pain: The Making and Unmaking of the World.* New York: Oxford University Press.

Scheid, Volker, 2002. *Chinese Medicine in Contemporary China: Plurality and Synthesis.* Durham: Duke University Press.

Scott, Joan Wallach, 1994 (1991). "The Evidence of Experience." In *Questions of Evidence: Proof Practice, and Persuasion Across the Disciplines,* edited by Arnold Davidson et al. 36 3–87. Chicago. University of Chicago Press.

Seremetakis, C. Nadia, 1991. *The Last Word: Women. Death, and Divination in Inner Mani.* Chicago: University of Chicago Press.

Stallybrass, Peter, and Allon White, 1986. *The Politics and Poetics of Transgression.* Ithaca: Cornell University Press.

Stoler, Ann Laura, 1995. *Race and the Education of Desire: Foucaulfs History of Sexuality and the Colonial Order of Things.* Durham: Duke University Press.

Strathern, Marilyn, 1992. *Reproducing the Future: Anthropologyy Kinship, and the New Reproductive Technologies.* New York Routledge.

Turner, Bryan S, 1984. *The Body and Society: Explorations in Social Theory.* New York: Basil Blackwell.

Turner, Victor, 1957. *Schism and Continuity in an African Society: A Study of Ndembu Village Life.* Manchester: Rhodes Livingstone Institute.

Wacquant, Loic, 2004. *Body and Soul: Notebooks of an Apprentice Boxer.* New York: Oxford University Press.

Weiss, Brad, 1996. *The Making and Unmaking of the Haya Lived World: Consumption, Ccmmoditization, and Everday Practice.* Durham: Duke University Press.

第九章

Bennett, Jane, 2010. *Vibrant Matter: A political ecology of things.* New York: New York University Press.

Braudel, Fernand, 1966. *The Mediterranean and the Mediterranean World in the Age of Philip II.* 2 vols. Translated by Sian Reynolds. New York: Harper and Row.

Brown, Jeremy, 2012. *City versus countryside in Mao's China: Negotiating the divide.* New York: Cambridge University Press.

Chan, Kam Wing, 2009. "The Chinese Hukou System at 50." in *Eurasian Geography and Economics*, 50 (2), pp. 197–221.

Derrida, Jacques, 1976. *Of Grammatology.* Baltimore: Johns Hopkins University Press.

Giersch, C. Patterson, 2006. *Asian Borderlands: The Transformation of Qing China's Yunnan Frontier.* Cambridge, MA: Harvard University Press.

Heidegger, Martin, 1971. "The Thing." in Albert Hofstadter, tr. & ed., *Poetry, Language, Thought*, pp. 163–186. New York: Harper and Row.

Hevia, James, 2012. *The Imperial Security State: British colonial knowledge and empire-building in Asia.* Cambridge: Cambridge University Press.

Kipnis, Andrew, 1997. *Producing Guanxi: Sentiment, self, and subculture in a Chinese village.* Durham NC: Duke University Press.

Lai, Lili, 2016. *Hygiene, Sociality and Culture in Contemporary Rural China: The uncanny new village.* Amsterdam: University of Amsterdam Press.

Latour, Bruno and Weibel, Peter, 2005. *Making Things Public: Atmospheres of Democracy.* Cambridge MA: MIT Press.

Law, John, 2015. "What's wrong with a one-world world?" in *Distinktion: Scandinavian Journal of Social Theory*, 16: 1, 126–139.

Ma, Jianxiong, 2014. "Salt and Revenue in Frontier Formation: State Mobilized Politics in the Yunnan-Burma Borderland since the 1720s." in *Modern Asian Studies* 48(6): 1637–1669.

Mueggler, Erik, 2011. *The Paper Road: Archive and experience in the botanical exploration of West China and Tibet.* Berkeley: University of California Press.

Scott, James C., 1998. *Seeing Like a State: How certain schemes to improve the human condition have failed.* New Haven: Yale University Press.

——, 2009. *The Art of Not Being Governed: an Anarchist History of Upland Southeast Asia.* New Haven: Yale University Press.

Whyte, Martin King, 1995. *City versus Countryside in China's Development*, George Ernest Morrison lecture in Ethnology, 55, 1995. Canberra: Australian National University.

Yang, Bin, 2009. *Between Winds and Clouds: The Making of Yunnan (Second Century BCE to Twentieth Century CE).* New York: Columbia University Press.

文
景

――――――
Horizon

社 科 新 知　文 艺 新 潮

身体与生命

〔美〕冯珠娣　著　赖立里　等译

出 品 人：姚映然
责任编辑：朱艺星
营销编辑：高晓倩
装帧设计：施雅文

出　　　品：北京世纪文景文化传播有限责任公司
　　　　　　（北京朝阳区东土城路8号林达大厦A座4A　100013）
出版发行：上海人民出版社
印　　　刷：山东临沂新华印刷物流集团有限责任公司
制　　　版：南京展望文化发展有限公司

开 本：890mm×1240mm　1/32
印 张：8.75　字 数：211,000　插 页：2
2023年4月第1版　　2023年4月第1次印刷
定 价：65.00元
ISBN：978-7-208-18078-9/C・673

图书在版编目（CIP）数据
　身体与生命 /（美）冯珠娣（Judith Farquhar）著；
赖立里等译.—— 上海：上海人民出版社，2023
　ISBN 978-7-208-18078-9
　Ⅰ.①身… Ⅱ.①冯… ②赖… Ⅲ.①医学人类学—
文集 Ⅳ.①R31-53
　中国版本图书馆 CIP 数据核字（2022）第 241506 号

本书如有印装错误，请致电本社更换　010-52187586